AF306001

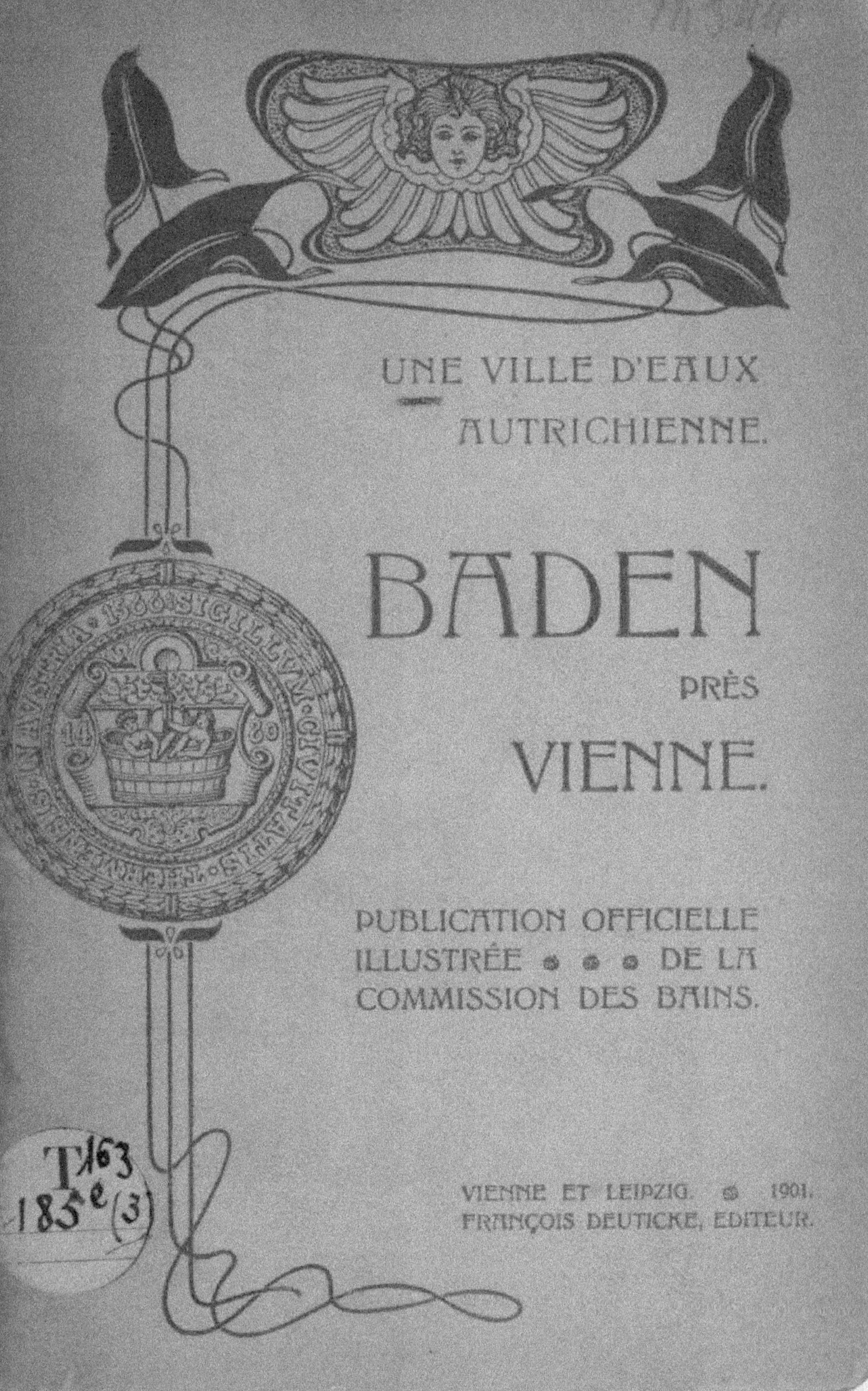

UNE VILLE D'EAUX
AUTRICHIENNE.

BADEN
PRÈS
VIENNE.

PUBLICATION OFFICIELLE
ILLUSTRÉE ● ● ● DE LA
COMMISSION DES BAINS.

VIENNE ET LEIPZIG. ● 1901.
FRANÇOIS DEUTICKE, ÉDITEUR.

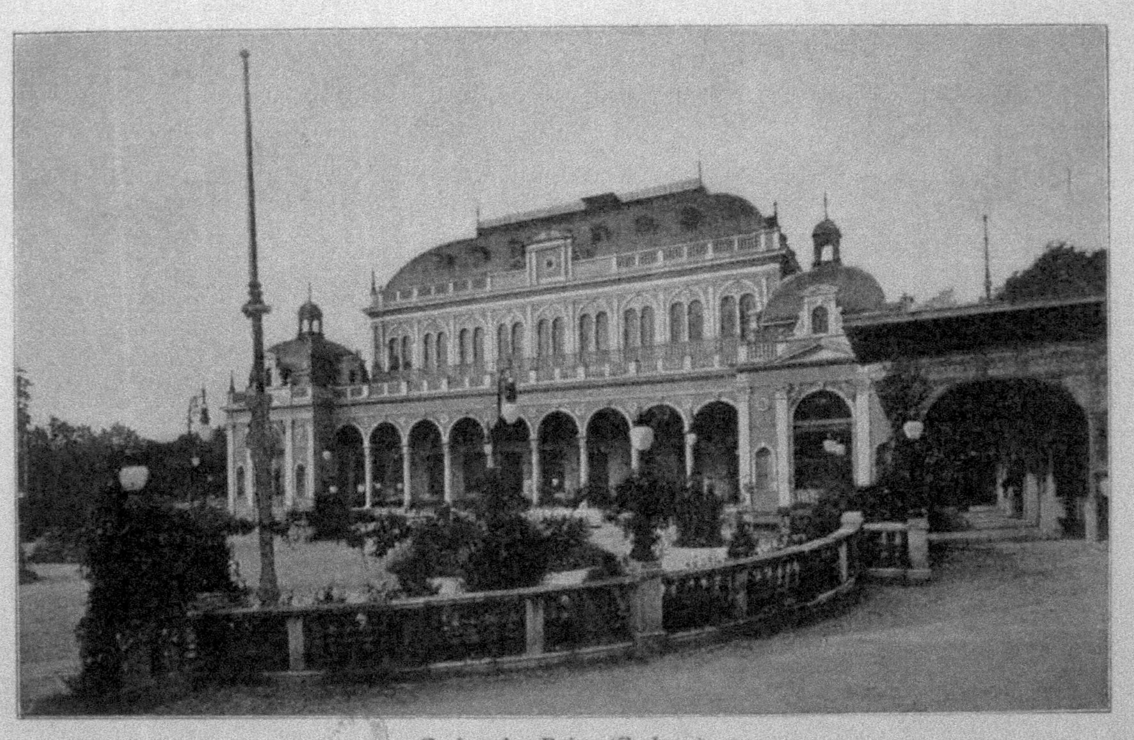

Casino des Bains (Curhaus).

UNE VILLE D'EAUX
AUTRICHIENNE.

BADEN PRÈS VIENNE.

PUBLICATION OFFICIELLE
ILLUSTRÉE ○ ○ DE LA
COMMISSION DES BAINS.

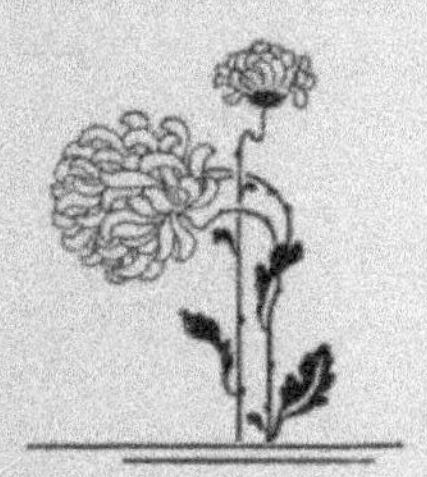

* * * VIENNE ET LEIPZIG. * * *
FRANÇOIS DEUTICKE, ÉDITEUR.
1901.

Imprimerie i. et r. de la cour Charles Prochaska à Teschen (Silésie)

AVANT-PROPOS.

Depuis longtemps déjà, notre ville de Baden est une
des stations thermales les plus renommées de l'Autriche.
Sa situation heureuse, au pied des pentes boisées et
pittoresques du beau Wiener Wald; sa position exception-
nelle, tout auprès d'une grande capitale célèbre par son
goût, son élégance et sa gaîté — en un mot aux portes de
Vienne; l'excellence de ses eaux thermales dont l'efficacité
curative est reconnue de tout le monde médical; le nombre
des établissements comme la variété des plaisirs qu'elle
offre à ses hôtes: tous ces avantages en font un séjour
aimable, une ville d'eau digne de rivaliser avec ses émules
les plus estimées de l'Europe.

Aussi dès maintenant afflue de tous les points de
l'Autriche et même de l'Allemagne une foule des plus
brillantes, une société des plus raffinées: malades qui
viennent guérir à Baden des affections nerveuses graves,
— gens du monde, fatigués par les plaisirs de la saison
d'hiver, qui viennent oublier dans un site paisible et ad-
mirable la monotonie de la vie de salons, et retrouver
dans l'air pur de la montagne la souplesse du corps et
la fraîcheur du teint. Aujourd'hui, le bon renom de
notre ville est solidement établi dans tous les pays allemands.

Mais nous ne voulons point nous contenter de ce
succès. Les efforts séculaires qu'a faits notre ville pour
parvenir à sa situation actuelle nous imposent le devoir
d'avoir des vues plus étendues, de plus hautes ambitions.

Et, au début d'un siècle nouveau, qui promet d'être pour notre ville une ère de prospérité et de richesse, nous rêvons de lui acquérir une renommée européenne.

C'est le but de la présente publication, qui s'adresse non point seulement à la France, mais à toutes les nations dans lesquelles le français est la langue choisie et préférée de la haute société. C'est, à dire vrai, au grand public européen que nous dédions ce livre.

Il est traduit de la publication officielle allemande que la Commission des Bains a éditée sous le titre de: «Der Curort Baden bei Wien».

Par cette publication, la ville de Baden avait aussi voulu, en Autriche, prendre part à l'hommage respectueux que tous les peuples de la monarchie austro-hongroise rendirent en 1900 à l'Empereur François-Joseph Ier, à l'occasion du soixante-dixième anniversaire de sa naissance. Elle a eu l'honneur d'être admise, par décision de la «Cabinet-Kanzlei» dans la «Fidei-Commiss-Bibliothek» de sa Majesté l'Empereur.

Les illustrations dans le texte out été fournies par M. V. Kabàth de Nagy-Szombath et Pörtschach et par M. Frédéric Schiller de Baden; celles qui se rapportent à la partie historique sont prises dans des originaux gardés aux archives de l'Hôtel de Ville.

Ce petit livre est particulièrement digne d'attirer l'attention des médecins, car il est propre à les renseigner sur les ressources curatives de notre ville. Puissent-ils l'honorer d'une lecture assidue, et y trouver les données nécessaires pour conseiller le traitement thermal de Baden à ceux de leurs clients qui en auront besoin. Ils peuvent être assurés que la commission des bains fera son possible pour leur être agréable et pour prévenir tous leurs voeux.

INTRODUCTION HISTORIQUE.

«Baden, salutaribus balneis celeberrimum,
ad quae multi sanitatis recuperandae causa
concurrunt, plurimi vero delitiarum ergo».
(«Geographia Blaviana» Amsterdam 1662.)

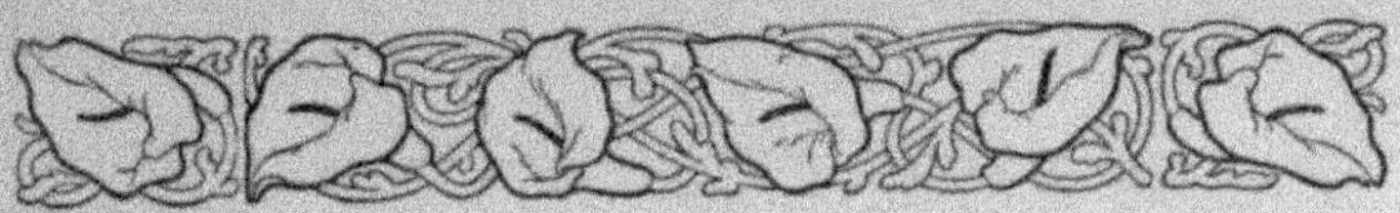

Introduction historique.

Les sources bienfaisantes qui jaillissent de notre sol depuis un temps immémorial ont probablement déjà été connues par les habitants celtiques de la contrée. Les Romains sont les premiers qui, dans les temps historiques, en aient fait usage. «Aquis», «Thermae Cetiae», «Aquae Pannoniae« c'étaient là les noms que les civilisateurs du monde donnèrent à l'endroit où ils avaient établi des Bains Militaires. Les restes de ces constructions élevées par res soldats des dixième et quatorzième légions ont été letrouvés depuis.

L'invasion des Barbares a coupé court à la colonisation de la vieille Pannonie par les Romains. Les sources étaient tombées en désuétude. Ce n'est qu'aux neuvième et dixième siècles, après la défaite des Huns et des Avares, qu'à l'instigation de Charlemagne furent bâties les forteresses de «Rauheneck» et de «Rauhenstein», à l'entrée du Val d'Hélène. Protégée ainsi contre les invasions des Hongrois, la contrée fut de nouveau ouverte à la civilisation, qui y pénétra peu à peu sous la dynastie des Babenberg.

Le nom de «Baden» se trouve pour la première fois dans un document de 1137. Les Seigneurs de Baden, dont la race s'éteignit au quatorzième siècle, possédaient là un château avec une chapelle qui devint plus tard église paroissiale.

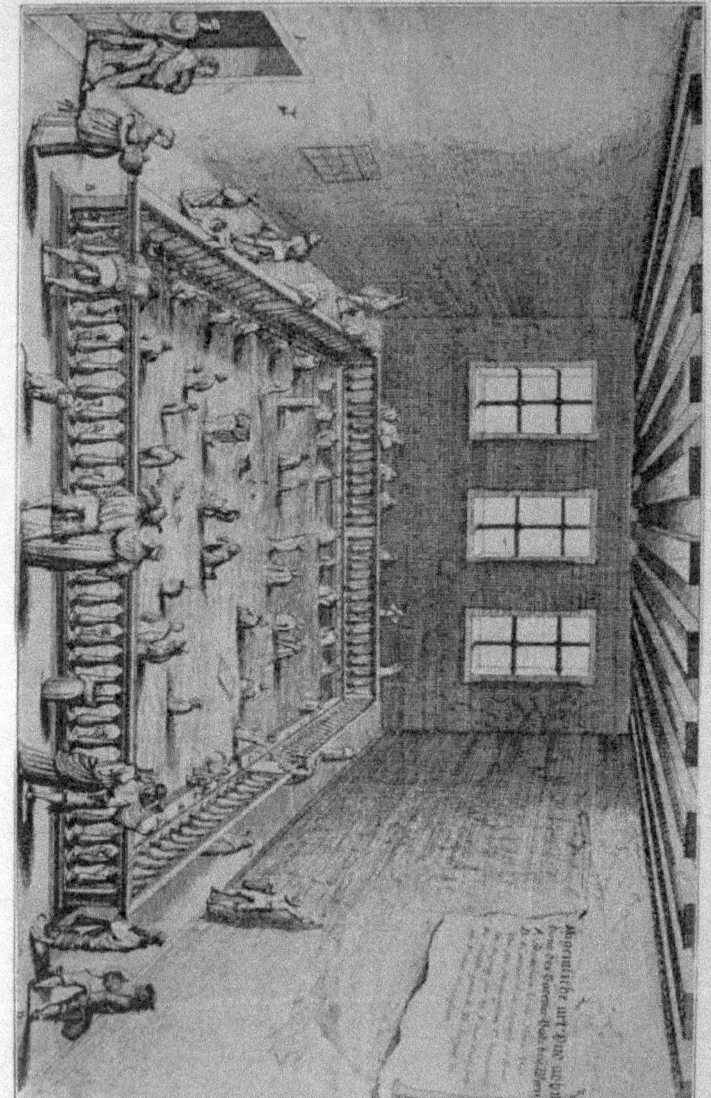

Le bain du Duc en 1649.

Elargie et enrichie par les donations et les fondations pieuses des Sires de Merkenstein, Kreusbach et Pottendorf, des Ducs Albert et Othon et de plusieurs autres, la commune vit s'accroître le renom de ses bains. Ni les désastres de la guerre et du brigandage, ni l'apparition de Mathias Corvin (1477 et 1683), ni les ravages de la peste (1713) et des incendies de 1714 et 1812 ne parvinrent à arrêter complètement le développement de Baden.

Frédéric III lui donna en 1480 le titre de ville et les armes qu'elle porte depuis, et où sont représentés un homme et une femme dans une baignoire.

L'impératrice Léonore avait eu recours aux bains de Baden en 1466, la reine Béatrice, épouse de Mathias Corvin, y vint en 1488.

En 1511 parut à Vienne, en langue latine, le «Libellus» de Wolfgang Anemorinus qui fut traduit en allemand et publié à Strasbourg (1512) sous le titre de «Traité du voyage de Baden» («Ein Tractat der Badenfahrt»). La longue série des publications qui, dès le seizième siècle, concernent notre ville et ses bains forme du reste une littérature historique riche et variée.

Les bains de Baden sont réglémentés pour la première fois par un édit en date du 1er mai 1600.

L'empereur Léopold Ier a souvent séjourné dans notre ville, tant pour les eaux que pour le plaisir de la chasse.

C'est à Baden qu'eut lieu, en 1697, la conversion au catholicisme de Frédéric-Auguste, Electeur de Saxe, plus tard roi de Pologne. A Baden encore, l'impératrice Joséphine, épouse de Joseph II, fit une saison de bains en 1766.

En 1799 le gouvernement institua un médecin des eaux de Baden dont les fonctions étaient de surveiller les établissements de bains et d'envoyer régulièrement des rapports officiels. Il va sans dire que dans le grand nombre des médecins résidant à Baden il y a eu de tout temps

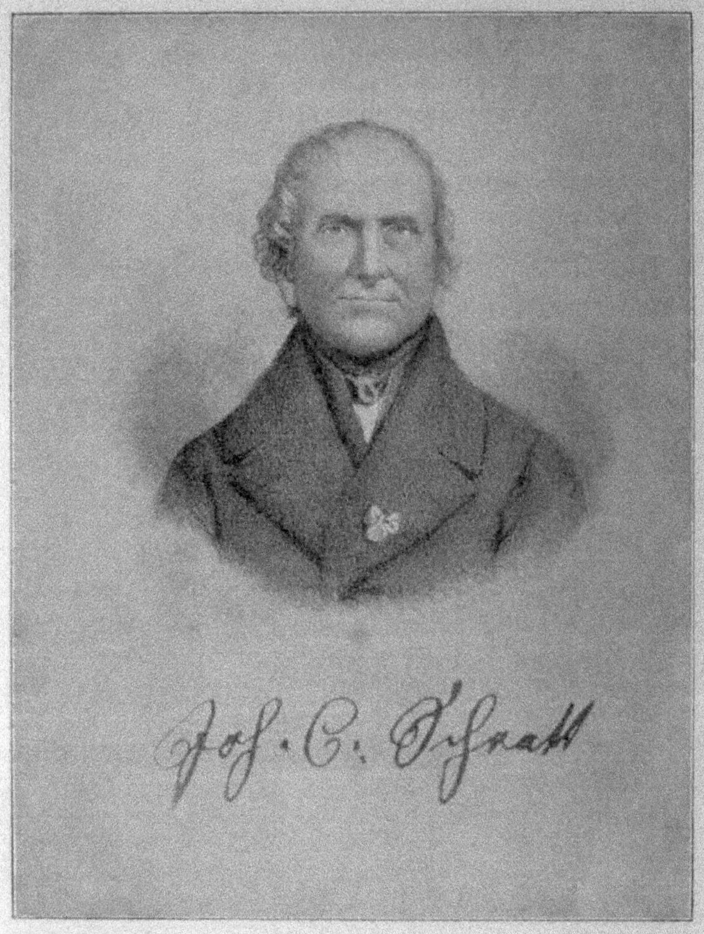

Dr. J. Chr. Schratt.

des sommités de l'art médical. D'une renommée plus que locale ont joui jadis les Docteurs Schenk, Schratt, A. F. Rollett, Beck, Habel, Ch. Rollett, J. de Mühlleitner, G. Barth et autres.

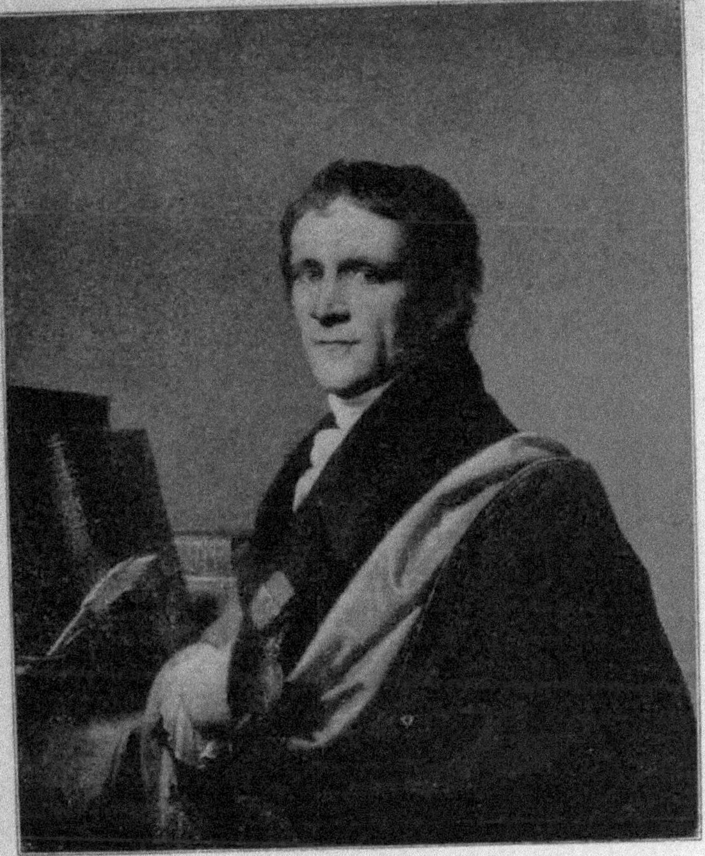

Dr. A. Fr. Rollett.

L'empereur François Ier (François II comme empereur d'Allemagne) recourut dès 1796, et toujours avec
succès, aux eaux de Baden et acheta dans cette ville plusieurs immeubles, entre autres le Pétershof, qui devint bain
militaire, et le Kaiserhaus sur la grande place. C'est là

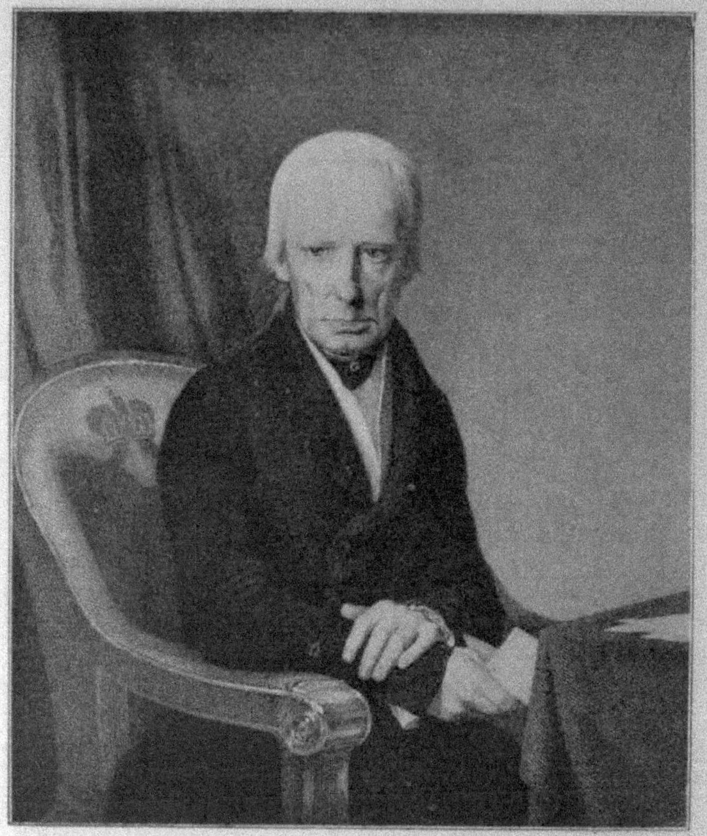

François Ier Empereur d'Autriche (1768—1835).

qu'il demeura jusqu'en 1834, année de sa mort, suivant régulièrement le traitement thermal.

L'archiduc Antoine, frère de l'empereur, avait bâti un palais dans la rue nommée depuis «Antonsgasse». En 1820 l'archiduc Charles fit construire le vaste château du «Weilbourg» à l'entrée du Val d'Hélène.

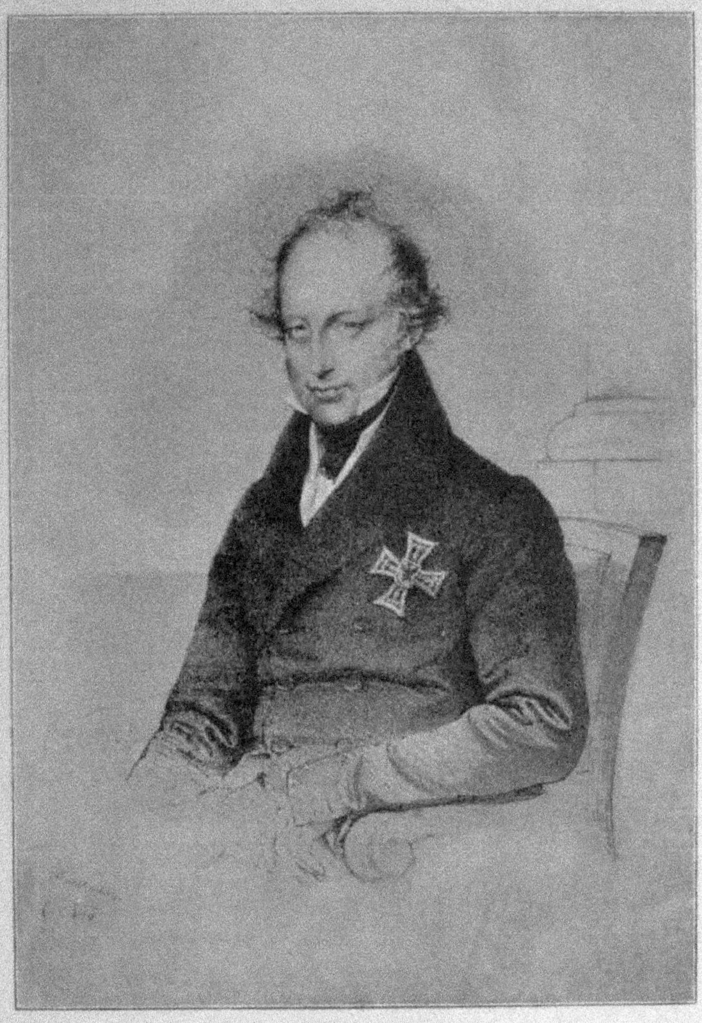

L'Archiduc Antoine.

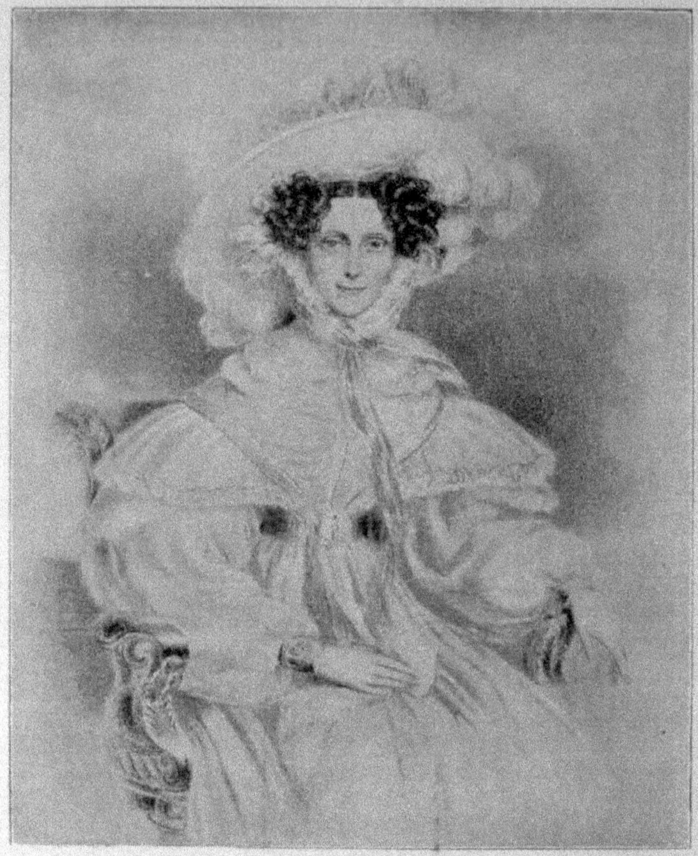

L'Archiduchesse Henriette (1797 – 1829).

Il va sans dire que le séjour de la maison impériale avait attiré une société élégante et princière dans notre ville et inauguré pour elle une période des plus brillantes — qui perdit néanmoins un peu de son lustre, lorsqu'à la suite d'un attentat dirigé contre la personne de l'empereur Ferdinand, ce monarque ne voulut plus y revenir. Toujours

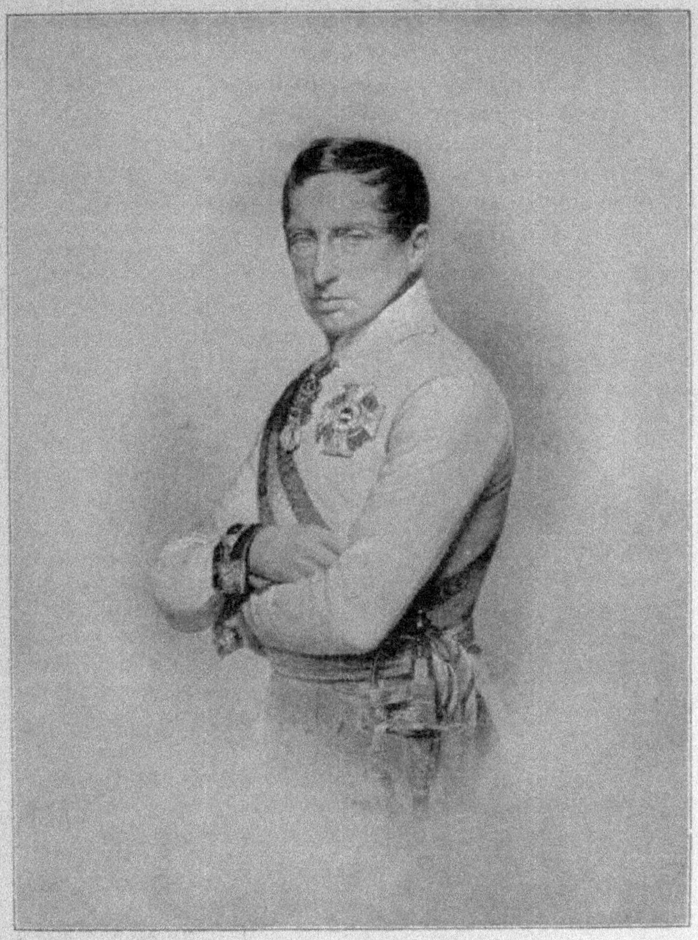

L'Archiduc Charles (1771—1847).

est-il que les membres de la haute maison impériale
n'ont jamais cessé de favoriser notre coquette ville d'eau.
De nos jours c'est l'archiduc Raïner, l'archiduchesse Elisabeth et la famille de l'archiduc Frédéric qui y passent

régulièrement la saison d'été et prolongent même volontiers leur séjour jusque bien avant dans l'hiver.

Les célébrités musicales et littéraires n'ont pas moins illustré notre bonne ville.

M o z a r t y composa en 1791, six mois avant sa mort (il demeurait alors dans une petite chambre de la Renngasse, actuellement maison Nr. 8), son «Ave verum», un des plus beaux morceaux de la musique sacrée.

B e e t h o v e n passa régulièrement pendant douze ans, de 1804 à 1825, quelques semaines d'été à Baden. — On sait que le grand compositeur affectionnait les longues promenades dans les forêts, sur les grandes routes et même à travers champs. Tout en marchant il travaillait; et lorsque le torrent des pensées se pressait dans son cerveau créateur, il commençait à gesticuler, à battre la mesure avec sa canne et à agiter son chapeau, qu'il tenait à la main, laissant sa crinière de lion flotter dans le vent, effrayant les bons paysans qu'il rencontrait, effarouchant les chevaux et les boeufs des attelages. Souvent aussi, il passait des heures sur un rocher solitaire ou sur un banc caché dans les bois du Val d'Hélène, tendant l'oreille aux voix intérieures, griffonnant de temps en temps quelques notes dans un de ces carnets, qui, lors de leur publication par Nottebohm, ont si vivement intéressé le monde musical. On a désigné un site assez pittoresque au bord de la Schwechat comme ayant été le séjour favori du maître et l'on a voulu trouver une certaine relation entre le caractère tout particulier de sa «Symphonie Pastorale» et ce lieu où elle fut, dit-on, ébauchée. Le rocher dominant cette place a été appelé «B e e t h o v e n s t e i n»; une table de bronze avec le buste du compositeur en haut-relief, oeuvre du sculpteur J. Kassin de Vienne, y rapelle au promeneur que le lieu a été sanctifié par la présence du génie. — C'est à Baden, dans son appartement de la Rathhausgasse, que Beethoven conçut la plus grande partie de sa «Neuvième Symphonie».

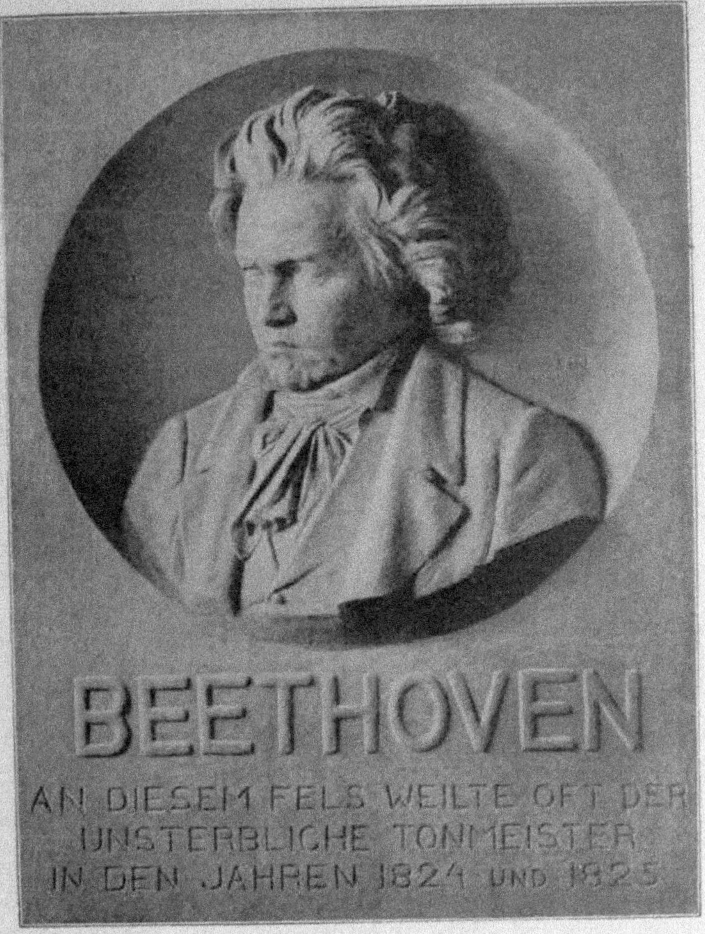

— Pour prouver la prédilection que le grand compositeur avait pour notre ville on pourrait citer une de ses lettres au cardinal-archiduc Rodolphe où il est question d'un concert qu'il donna à Carlsbad au profit des habitants de Baden ruinés par l'incendie de 1812.

Franz Grillparzer, regardé à juste titre comme le plus grand poète dramatique allemand après Schiller et Goethe, passait souvent l'été à Baden et fut citoyen d'honneur de notre ville.

Dans la seconde moitié du dix-neuvième siècle une foule d'améliorations, d'institutions et de constructions nouvelles ont tant agrandi et embelli notre ville qu'elle a pris place parmi les villes d'eaux les plus élégantes de l'Europe. Devenue villégiature aussi bien que ville de bains, elle voit chaque saison affluer la société d'élite de la capitale, ce Tout-Vienne pour qui le Curpark de Baden est la continuation naturelle de la Ringstrasse. Mais l'étranger aussi ajoute à la liste de nos hôtes un nombre toujours croissant de noms fameux dans la société la plus distinguée des grands pays d'Europe. Il semble donc permis au chroniqueur d'espérer qu'un avenir prochain apportera à la ville d'eaux autrichienne de Baden un caractère cosmopolite, une renommée européenne : cette renommée, elle saura la mériter.

*

Quelques faits concernant notre ville et ses bains doivent particulièrement piquer la curiosité et retenir l'attention de nos lecteurs français : nous les avons réunis à la fin de notre esquisse historique.

C'est d'abord la visite de Napoléon Ier venu de Schönbrunn à Baden le 1er octobre 1809.

C'est surtout le séjour dans notre ville du duc de Reichstadt exilé de France après la chute tragique de son père et qui passa ici, en compagnie de sa mère, l'impératrice Marie-Louise, mainte saison d'été.

Le fils du médecin qui essaya de distraire le prince de ses amères pensées et dont Edmond Rostand a rappelé en quelques mots heureux le souvenir (« ce vieillard aimable, le médecin des eaux »), ce fils a, dans son enfance, vu et

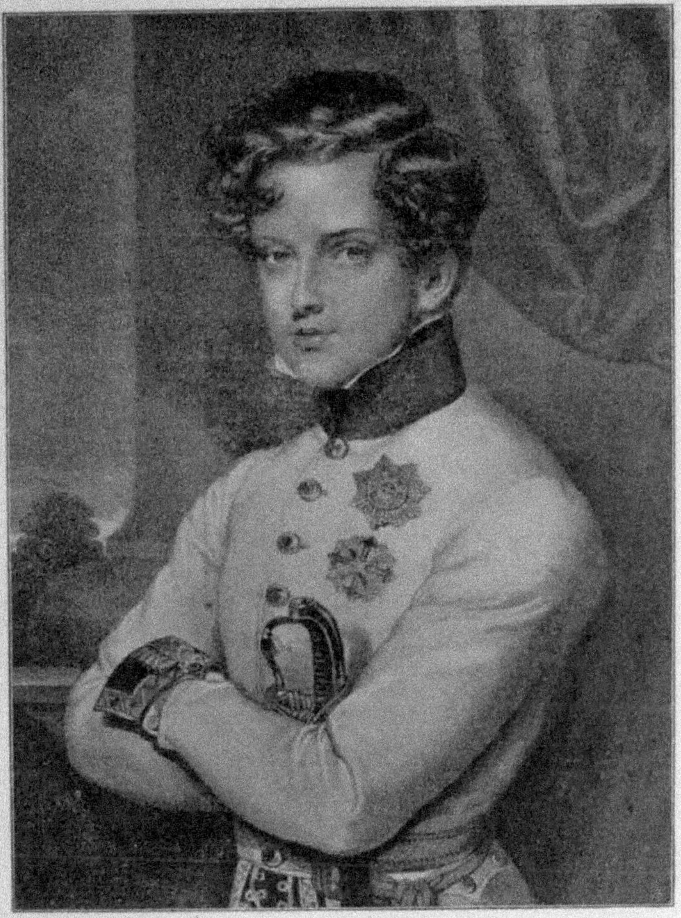

Le Duc de Reichstadt.

approché l'infortuné enfant impérial. Aujourd'hui, vieillard
savant et disert, archiviste de Baden, il raconte ses souvenirs
dans une suite d'oeuvres du plus haut intérêt, et nous ne
pouvons résister au plaisir de citer à nos lecteurs quel-

ques-unes des lignes charmantes où il fait revivre la physionomie si attachante du prince disparu.

«Chaque matin (dans l'été de 1830), souvent aussi l'après-midi, j'apercevais cet adolescent pâle et mince, vêtu d'un simple habit brun sombre, coiffé d'un feutre noir point trop haut ; accompagné seulement d'un valet, il passait à cheval dans la rue Gutenbrunn — où je demeurais — pour se rendre dans le Val d'Hélène. C'était un très habile cavalier, il passait toujours au grand galop, courbé sur le col de sa monture» . . . . «Il avait une distinction naturelle ; et, quoique réservé, il était sans conteste aimable. Son regard était méditatif et doux ; agréable était le ton de sa voix, de cette voix qui devait s'éteindre si tôt et qui, en janvier 1832, sur la Place Joseph à Vienne (j'y étais par hasard) lui manqua tout à coup, alors qu'il commandait les troupes d'honneur dans un enterrement solennel». . . . . . «Son noble visage, toujours sérieux et attristé, présentait une fusion complète des traits de son père et de sa mère. Le front bombé, le sommet de la tête arrondi appartenaient au type Habsbourg, — tandis que le menton et les joues rappelaient bien nettement le visage napoléonien. C'était une physionomie spirituelle et comme illuminée par les pensées qui se pressaient en foule dans son esprit. C'est ainsi qu'il apparaît encore, quoiqu'alors d'une maigreur effrayante, dans le remarquable masque de plâtre qui fut pris immédiatement après sa mort et qui se trouve aujourd'hui au Musée de Baden.»

(Nouvelles contributions à la chronique de Baden, VII «Rencontres et souvenirs, IX. Le duc de Reichstadt», passim — par le Dr H. Rollett, archiviste de la ville)

CLIMAT, CONDITIONS GÉOLOGIQUES,

SOURCES THERMALES DE BADEN.

« . . . . Il tousse un peu . . . mais l'air est
si suave à Baden ! . . . . »
Edm. Rostand : L'Aiglon (Acte Ier, Scène Ière).

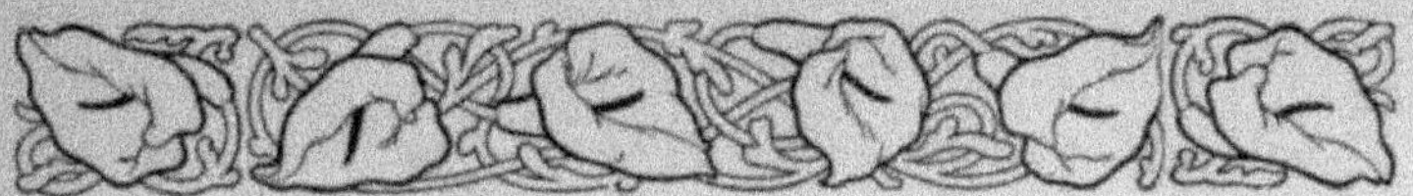

Climat, Conditions géologiques, Sources
thermales de Baden.

Les oscillations du baromètre et les variations des vents, ainsi que les conditions météorologiques locales envisagées dans leurs rapports aves celles du continent européen, publiées chaque jour par l'institut central météorologique, ont fait l'objet d'une étude particulière qui permettra, lorsqu'elle sera terminée, d'établir d'une manière certaine les lois du climat de Baden.

Dans le Curpark de Baden se trouve, entre le café du pavillon et les serres, un observatoire muni des instruments habituels: thermomètre, baromètre, holostère, thermomètre à maxima et à minima, thermographe enrégistreur, hygromètre, polymètre de Lambrecht, pluviomètre. C'est aussi là que sont affichés chaque jour les télégrammes, cartes et prévisions météorologiques. Au pied de cet observatoire sont inscrites les données géographiques de la situation de Baden: **33° 54′ 2″ de longitude est (méridien de l'île de Fer), 48° 0′ 43″ de latitude nord, 241 *m* d'altitude.**

Les observations ont donné les résultats suivants: Baden participe en grande partie aux courants aériens qui passent sur Vienne. Il est facile de le reconnaître en comparant les maxima et les minima de la pression atmosphérique. Les oscillations barométriques se produisent en effet en même temps, ou tout au plus avec le retard d'un jour, à Vienne et à Baden. Les écarts barométriques à Vienne et à Baden concordent presque exactement, principalement dans les mois d'hiver.

On sait que la hauteur moyenne barométrique d'un lieu dépend principalement de l'altitude, tandis que la température moyenne est la résultante d'un grand nombre d'influences, en partie locales. Il a été observé que dans un mois le jour le plus chaud est le même à Baden et à Vienne, ce qui se comprend aisément, puisque Baden est soumis aux mêmes courants aériens que la capitale. Néanmoins, les conditions locales des deux villes, et principalement la différence de situation au point de vue de la proximité des montagnes se font sentir par la différence qui existe entre les moyennes mensuelles de la température ou entre les maxima ou minima thermométriques simultanés. Rappelons ici que, pour déterminer le climat d'un lieu, on tient moins de compte de la moyenne thermométrique que de l'amplitude, c'est-à-dire de l'écart que l'on observe entre la plus haute et la plus basse température d'un jour, d'un mois ou d'une année entière.

Car c'est dans les amplitudes que le caractère du climat s'exprime avec le plus de netteté; ce sont elles qui nous font reconnaître si les variations thermométriques sont grandes ou petites, si elles se font soudainement ou par degrés. Les amplitudes nous permettent de distinguer entre le climat rude et le climat doux, et ce sont elles qui doivent être prises en considération lorsqu'il s'agit de déterminer le rang climatérique d'un lieu. A cet égard, Baden est spécialement favorisé. Il doit la douceur de son climat à sa situation abritée sur les pentes du Wienerwald.

Dans les nuits d'été, la température s'abaisse rarement au-dessous de la moyenne annuelle: c'est pourquoi les produits de la vigne se distinguent par leur qualité et leur abondance, c'est pourquoi le baigneur, le malade même, peut se promener en plein air jusque bien avant dans la soirée et qu'il ne lui sera guère interdit de prendre part aux joyeuses fêtes de nuit qui sont données au Curpark.

Mais pour l'examen du climat d'une région, il existe un facteur plus important encore que celui des conditions de température: c'est le régime des pluies. On sait que deux localités très voisines, mais situées sur les versants opposés d'une chaîne de montagnes, formant ligne de faîte et séparant les eaux, diffèrent complètement au point de vue pluviométrique. Abstraction faite des facteurs généraux, comme de la situation géographique, la direction des montagnes de Baden influence très favorablement son climat; les vents chargés d'eau s'épuisent en pluies sur les pentes occidentales et parviennent, déjà plus secs, sur la région des versants est; l'heureuse alternance des champs et des forêts ajoute également à la douceur du climat de Baden. La comparaison des quantités d'eau tombées à Baden et à Vienne fait voir un désaccord très instructif. Pour Vienne on évalue la hauteur moyenne annuelle des eaux tombées à o *m*, 59, à Baden elle atteint à peine o *m*, 50, et pourtant le nombre des jours pluvieux est plus grand à Baden qu'à Vienne. Les pluies sont donc moins intenses chez nous, et moins violentes; elles fertilisent d'autant mieux le sol, rendent la végétation plus luxuriante et, par un effet rétroactif, adoucissent encore le climat de Baden.

*

La plaine au bord de laquelle la ville de Baden est située, appartient au «Bassin de Vienne». Elle est bornée d'un côté par les dernières hauteurs des Alpes calcaires septentrionales, de l'autre par les contreforts des Alpes primitives, les Monts Rosalie et les Monts de la Leitha. On suppose qu'elle s'est formée à une époque assez rapprochée de nous, appelée néogène, à la suite de l'affaissement, à des profondeurs incommensurables, d'une vaste région couverte de monts et de collines — événement que Toula a désigné comme un des phénomènes les plus grandioses des périodes récentes de la formation de notre terre. Des flots salins d'abord, puis saumâtres, puis d'eau douce sont venus combler cette dépression. C'était là une partie de la grande mer néogène de l'époque tertiaire dont le niveau s'élevait bien au-dessus du clocher de Saint-Etienne de Vienne et montaient assez haut sur les déclivités du Mitterberg et des autres montagnes de Baden. Dans la plaine et dans les baies tranquilles, d'énormes masses de vase et de sables furent déposées par les cours d'eau qui se jetaient dans ce bassin. Mais sur la plage, c'est-à-dire sur les versants des montagnes bordant le terrain submergé, se firent des entassements de cailloutis qui, cimentés par la chaux de l'eau de mer et des algues et animaux calcifères (Lithotamnies et Bryozoïdes), formèrent des couches de grès et de conglomérats. Des myriades de coquilles de limaçons et de conchifères, souvent admirablement conservés dans la glaise, les échinites des couches d'argile, intercalées entre les bancs des conglomérats fins et grossiers: ce sont là des témoins muets, mais éloquents d'un âge disparu. Les formations littorales de cette mer intérieure, qui probablement communiquait avec l'Adriatique, sont surtout visibles dans les nombreuses carrières des pentes du Mitterberg, dans le Rauchstallbrunngraben, près de Soos et de Gainfarn.

Le sol sur lequel Baden est bâti — l'humus étant mis à part — est presque tout entier du terrain tertiaire. Et l'on trouve toujours de la glaise sous cette couche superficielle de cailloux et de gravier qui pourraient bien provenir de l'époque diluvienne. Cette terre, qui fut un limon maritime et qui constitue un banc compact d'au moins 80 m d'épaisseur, est employée dans les tuileries de Vöslau, de Soos et de Baden, tandis que les conglomérats forment d'excellents matériaux de construction.

Les hauteurs qui se dressent immédiatement derrière Baden appartiennent aux formations rhétiques et se composent essentiellement de dolomite principale, roche qui se désagrège très facilement et présente ces formes bizzares, caractéristiques surtout dans le Val d'Ampezzo où elles sont un célèbre objet de curiosité.

Les formations crayeuses sont représentées par les carrières de l'Einoede (calcaires orbitulites et rudistes), par les marnes calcaires d'Alland et par les conglomérats d'entre Alland et Altenmarkt. Toute la région montagneuse derrière Altenmarkt, Alland, Heiligenkreuz, Grub appartient à la zône gréseuse viennoise des Alpes septentrionales. Ses croupes bien arrondies, couvertes pour la plupart de forêts d'arbres à feuilles, font reconnaître au premier coup d'oeil que leur constitution géologique diffère profondément de celle de la zône calcaire aux pentes escarpées et creusées de crevasses.

Les plus anciennes couches de cette zône de grès, de calcaires et de dolomites appartenant au trias alpin sont constituées par les schistes de Werfen, riches en gypses et en chlorures et qui, commençant à Brühl près Mödling, se continuent vers Heiligenkreuz, Nöstach, Altenmarkt. Dans la vallée de Vorderbrühl, à Füllenberg, Preinsfeld et Groisbach, de puissants gisements de plâtre sont exploités. Dans les schistes de Werfen qui se trouvent à la base des calcaires alpins, peuvent se rencontrer les conditions sous lesquelles les sulfates se produisent par oxydation des Hyposulfites et des Sulfhydrates. Or, les eaux thermales de Baden, en contact, à une grande profondeur, avec ces couches géologiques, s'y chargent de composés sulfurés et arrivent dans la «fente marginale» ou «faille thermale» du bassin de Vienne. L'existence de cette fente est prouvée par ce fait que des sources chaudes jaillissent tout le long du bord extérieur de la plaine, non seulement à Baden, mais aussi à Fischau, Vöslau, Mödling et Meidling.

L'étude des conditions géologiques que nous venons d'exposer nous apprend donc que la naissance des sources sulfureuses de Baden doit être rejetée à une des périodes les plus reculées de la terre.

*

De toutes ces sources, qui font irruption à la surface du sol, on en utilise 13 pour la balnéothérapeutique. Leur rendement journalier est de 4.800.000 litres (760.839 litres pour la seule Source Origine). Cette abondance incomparable et le grand nombre des sources immédiatement utilisables, mais surtout leurs températures différentes constituent le caractère balnéologique particulier de notre ville d'eaux: c'est ainsi que les sources peuvent être employées sans transformation pour les malades; sans qu'il soit nul besoin de les réchauffer ou de les refroidir, telles qu'elles sortent du sein de la terre, elles sont accomodées à la nature de la maladie et au tempérament du baigneur.

Pour la température exacte des eaux qui, dans les différentes sources, est de 27^0 à 35^0, voir le chapitre des «Bains».

Poids spécifique de ces eaux: de 1,00169 (Source Léopold) à 1,00178 (Source Caroline).

La Source Origine ou Source Romaine, que nous avons déjà mentionnée, est assurément la plus intéressante, tant au point de vue géologique qu'au point de vue historique. Nous parlerons plus amplement d'elle et des autres sources dans les pages suivantes de ce petit livre.

L'eau de toutes les sources de Baden sourd limpide et incolore, possède un goût fade et salé, ne sent que faiblement, à la source, l'acide sulfhydrique et a une réaction neutre: ce n'est qu'en séchant que le papier réactif accuse

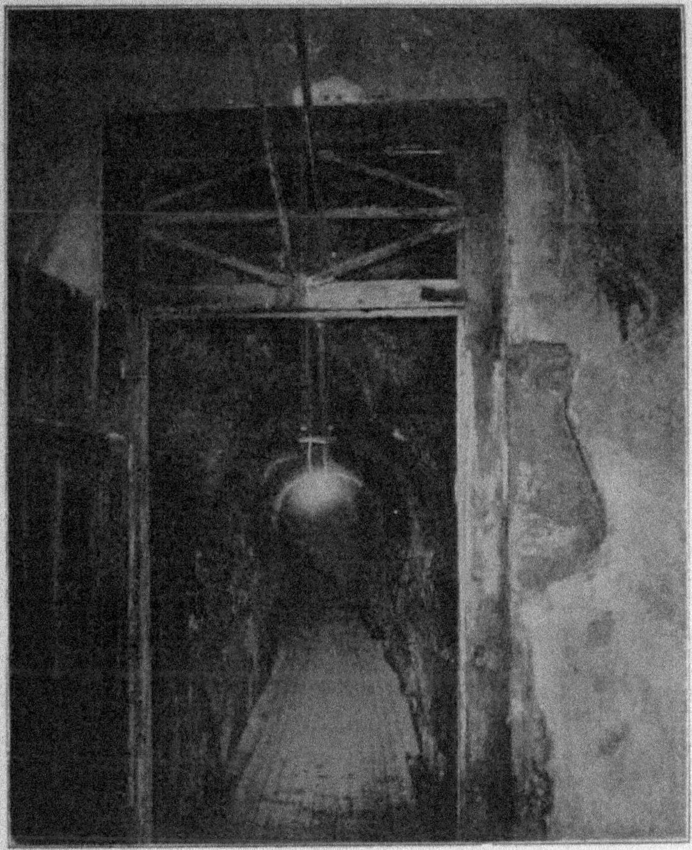

Entrée de la Source Origine.

une réaction alcaline. L'eau bouillie a une réaction alcaline. Exposée à l'air libre, l'eau se sépare du soufre, phénomène qui ne se présente pas au même degré dans tous
les bains et en tout temps, mais qui a lieu constamment.
Ce qui caractérise nos sources sulfureuses au point de vue
qualitatif, c'est qu'elles ne contiennent pas d'ammoniac, ni

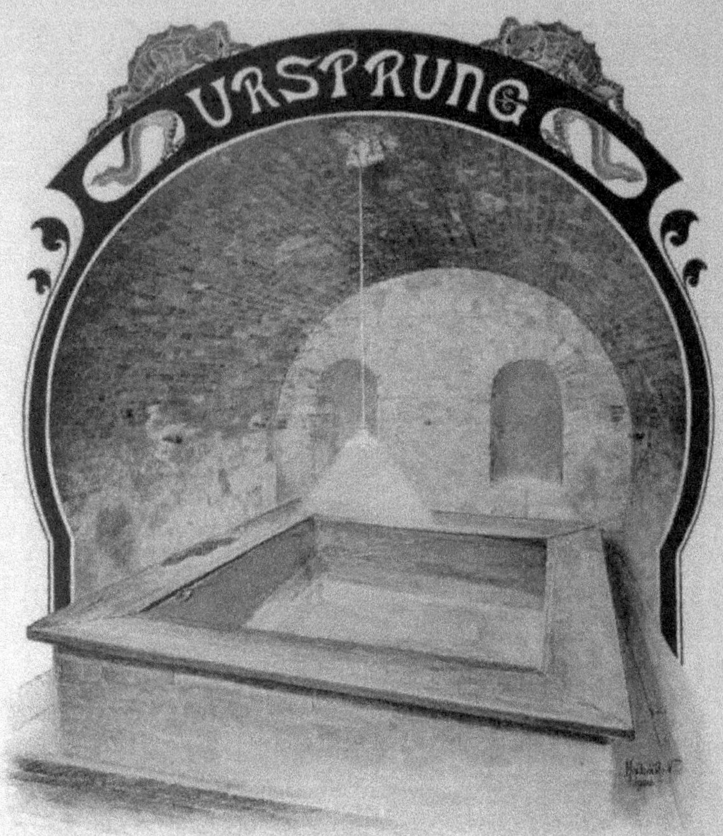

Source Origine.

d'iode, de brome, de fluore, de phosphore, de barium,
d'alumine ou de manganèse; il n'y a pas une seule
trace de fer dans toutes les eaux thermales de
Baden. Par contre, l'analyse spectrale y a fait reconnaître
du bore, du lithium et du strontium. De plus, par l'obser-
vation de certaines circonstances de réaction et par le
résultat de l'examen gazométrique on est autorisé à con-

Éléments contenus:	Analsye de 1877								de 1880			Observations
Dans 10.000 parties d'eau	Peregrini-quelle	Mariazeller-quelle	Johannes-bad	Ursprungs-quelle	Leopolds-bad	Josefsbad	Karolinen-bad	Frauenbad	Sauerhof-bad	Engelsbad	Petersbad	Traces de Lithium et de Strontium
Sulfhydrate de chaux (CaS^{2}H)	0·131	0·104	0·143	0·195	0·188	0·194	0·118	0·191	0·160	0·165	0·173	
Hyposulfite de chaux (CaS^{2}O^3)	0·181	0·285	0·366	0·232	0·117	0·097	0·362	0·113	—	—	—	
Sulfate de chaux (CaSO^4) . .	4·459	4·439	4·441	4·625	5·240	5·117	4·971	4·557	4·433	4·286	4·971	
Sulfate de potasse (K^{2}SO^4) . .	0·227	0·222	0·251	0·265	0·261	0·261	0·265	0·263	0·272	0·272	0·261	
Sulfate de soude (Na^{2}SO^4) . .	5·278	5·149	5·763	6·127	6·028	5·964	6·035	6·065	6·065	6·096	5·905	
Chlorure de chaux (CaCl^2) .	0·988	1·413	1·109	1·366	1·402	1·429	1·432	1·588	1·292	1·511	1·416	
Chlorure de magnésie (MgCl^2)	2·861	2·549	2·968	3·194	3·127	3·182	3·146	3·006	3·067	2·901	2·948	
Hydrocarbonate de chaux (CaC^{2}O^{6}H^2)	3·078	2·859	3·212	3·690	3·312	3·519	3·510	3·835	3·689	3·531	3·709	
Silice (SiO^2)	0·199	0·260	0·236	0·222	0·226	0·219	0·234	0·235	0·259	0·249	0·294	
Total	17·402	17·280	18·459	19·916	19·901	19·982	20·073	19·853	19·237	19·011	19·677	
Somme des sulfates	17·970	17·540	18·831	20·280	20·323	20·301	20·417	20·173	19·793	19·598	19·688	
Acide sulfurique y-contenu .	12·825	12·413	13·434	14·471	14·496	14·491	14·565	14·375	13·930	13·799	14·118	
Acide carbonique libre . . .	0·556	0·715	0·360	0·345	0·334	0·134	0·309	0·122	0·889	0·975	0·761	

sidérer tout l'acide sulfhydrique comme combiné avec des bases; ainsi, les éléments principaux des gaz de l'eau thermale sont : l'acide carbonique ($2\cdot4\,\%$), l'azote ($97\cdot6\,\%$) et une quantité négligeable d'acide sulfhydrique; il ne se trouve pas d'oxygène.

L'examen scientifique des eaux, fait par le fameux chimiste von Schneider, a été publié dans le soixante-sixième volume du Compte-Rendu de l'Académie Impériale des Sciences, année 1877, et complété dans une brochure postérieure du 21 septembre 1880; la Commission des bains a réuni ces deux travaux dans une édition particulière.

Le tableau placé à la page précédente indique, d'après cette publication, la constitution des eaux thermales de Baden.

ÉTUDE BALNÉOLOGIQUE.

Un peu de grec; chaleur propre du corps; fonctions des cellules; le bain chaud normal; effets curatifs; excursion historique; Baden, bain princier; maladies; température, teneur en sel, processus chimique; cure par les bains, cure par ingestion, bain thermal en piscine à natation; fange thermale; vaporarium; douches; bains partiels, compresses thermales. — Bains électriques et médicinaux; application de boue; cure à l'air chaud; bains de lumière; cure de terrain; hydrothérapie, massage; gymnastique médicale; institut Zander; inhalation. — Médecins.

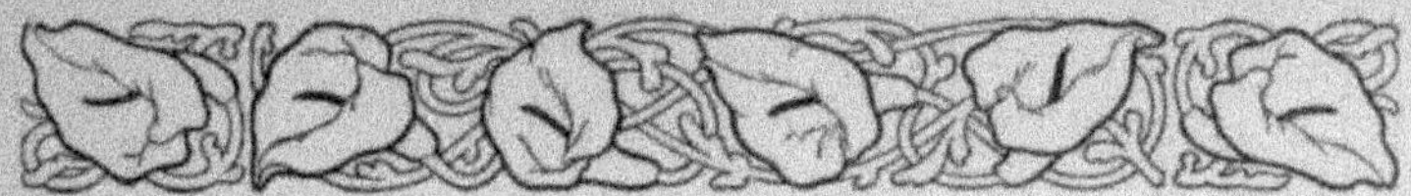

Étude balnéologique.

Le mot balneum τὸ βαλανεῖον est, dit-on, l'abréviation d'un aphorisme grec; βάλλει ἀνίαν, chasse le malaise. Peut-être n'est-ce là qu'une jonglerie étymologique inventée par un savant à l'esprit scolastique, fatigué physiquement et intellectuellement et aimant les bains.

En effet, un bain chaud à la température constante de $33°5$ à $35°$ C. calme les sensations pénibles, procure un état de bien-être, active les fonctions motrices et provoque un sentiment de légèreté et de liberté physique. D'instinct nous avons recours au bain chaud soit total, soit partiel (bain de pieds, de siège, de mains) pour effacer la fatigue, calmer une douleur, faire cesser un état de tension pénible dans nos organes externes ou internes. Peut-être nous saura-t-on gré d'étudier de plus près cette action bien connue du bain chaud ordinaire, et d'expliquer aussi complètement que possible le mode d'action des cures d'eau minérale.

Rappelons d'abord que des 2400 calories que le corps d'un adulte produit en 24^h, la surface cutanée en laisse échapper 2000 dans l'atmosphère où nous vivons. Une grande partie de la chaleur produite est entraînée directement par l'air, une autre est absorbée, grâce au rayonnement par les objets froids ou volatils qui nous entourent;

une troisième partie enfin disparait en vaporisant l'humidité qui recouvre la surface cutanée. Il existe donc au niveau de la peau et grâce au contact de l'air une déperdition constante de chaleur. Les conséquences de ce phénomène sont multiples : il se produit une action sur le plexus nerveux cutané et par l'intermédiaire de celui-ci sur les vaisseaux sanguins, sur les organes du mouvement, et sur le péricarde, le péritoine, la plèvre et d'autres tissus ou organes. De là la nécessité pour l'homme civilisé de se protéger contre les dangers d'une production ou d'une déperdition exagérées de sa propre chaleur par le vêtement, l'habitation et le chauffage. Si nous supprimons le contact entre l'air et la peau en mettant le corps ou tout au moins une partie relativement considérable de celui-ci dans un milieu tel que le bain chaud, dont la température diffère peu de celle du corps humain et reste constante, nous réalisons d'un seul coup les conditions les plus favorables pour conserver à l'organisme sa chaleur individuelle.

C'est surtout le bain de 33^0 à 35^0 C. qui supprime la déperdition de calorique due à la conduction de l'air, au rayonnement et à l'évaporation. Le système nerveux, ainsi mis à l'abri de toute excitation cutanée, se calme et nous procure un sentiment de bien-être physique et psychique. Le bain chaud a donc pour résultat de faire cesser la déperdition de calorique sur la surface cutanée et de conserver ainsi la chaleur individuelle sans toutefois l'exagérer. Une deuxième conséquence se manifeste directement dans l'activité vitale des cellules. Celles-ci, n'ayant pas à produire de chaleur pendant toute la durée du bain, leur activité prend une autre direction : les échanges cellulaires augmentent d'intensité, les substances résultant de ces échanges sont soumises à des forces nouvelles ; les anomalies existant dans les échanges nutritifs disparaissent.

Une autre action du bain chaud, directement démontrable, se produit également dans ce sens.

Grâce à l'excitation thermique qui s'exerce sur les nerfs cutanés, les capillaires de la peau se dilatent et se remplissent de sang en même temps que la respiration et les mouvements du coeur se ralentissent. En conséquence la congestion des organes internes disparaît, et tandis que la peau est mise dans de meilleures conditions circulatoires et nutritives, les échanges dans les organes internes et dans tout le corps subissent une influence bienfaisante.

Cette action du bain chaud tient surtout à la température de 33°5 à 35° C. à laquelle se trouve l'eau du bain normal. Elle peut produire des résultats surprenants.

Si l'on a eu soin de préparer la peau et ses glandes par le nettoyage préalable de la surface cutanée, le bain chaud à température constante a surtout une action heureuse sur les personnes affaiblies par l'âge, sur les anémiques, les convalescents de maladies graves, les grands blessés, affaiblis par un processus de guérison ayant duré longtemps, et alors qu'ils ne sont pas encore en état d'être soumis à l'emploi de procédés thérapeutiques et hydrothérapiques plus puissants. Les bains chauds sont aussi très favorables aux personnes atteintes de rhumatismes musculaires et articulaires, aux lymphatiques, aux malades atteints de lésions propres ou de voisinage des glandes génitales, de maladies cutanées, de brûlures étendues et aussi de gangrène (gangrène sénile).

Si nous passons maintenant aux maladies du système nerveux, nous sommes étonnés de l'action à la fois calmante et stimulante des bains chauds dans les cas de ce que l'on appelle faiblesse irritable, dans mainte forme de neurasthénie, et aussi, ne l'oublions pas, dans les affections relevant de la psychiatrie. La durée du bain varie de dix minutes à plusieurs heures, plusieurs jours et même plusieurs semaines. Le malade peut ainsi rester fort longtemps dans le bain chaud, sans interruption et sans aucun inconvénient. La durée du bain doit être subordonnée à l'âge du malade, à l'état de ses forces, à la nature et à l'intensité de la maladie. Evidemment elle ne peut être fixée, de même que la durée totale de la cure balnéaire, qu'après un examen soigneux de chaque cas particulier par un médecin ayant en balnéologie des connaissances théoriques et pratiques appropriées.

Les anciens Romains, sans se rendre compte du pouvoir curatif du bain chaud et sans s'inquiéter de son mode d'action physiologique, en faisaient cependant déjà sous la République, mais surtout sous l'Empire, usage et souvent abus, soit dans leur patrie, soit au cours de leurs expéditions.

Pour se remettre des fatigues et des maladies contractées dans les campagnes et dans les camps, ils se servaient de préférence des eaux chaudes (aquae) dont ils rencontraient partout des sources naturelles.

Ce sont les Romains qui ont découvert les sources chaudes au pied des montagnes qui protègent la station actuelle de Baden au nord et au nord-ouest. Ils installèrent et entretinrent en cet endroit un établissement considérable dans lequel jaillissaient du plus profond de la terre des sources d'une eau pure, claire et chaude tout à la fois. Peu après la chute de l'empire romain, cet établissement fut abandonné, les habitudes hydrothérapiques des Romains ayant été effacées par les Barbares victorieux. Les sources de Baden demeurèrent oubliées jusqu'au jour où la civilisation chrétienne sortit des ruines romaines et, enseignant à l'humanité le devoir de la charité envers les malades, fit fleurir de nouveau les anciens établissements de bains et utilisa les eaux bienfaisantes.

Notre station de Baden près Vienne devint ainsi vers la fin du moyen âge une ville d'eaux très fréquentée et connue au loin. Les armes de la ville reproduites sur la couverture de cette brochure en font foi d'une manière claire et éloquente. Plus encore que le nom de la ville, le symbole héraldique du bain en commun et de l'inépuisable abondance des sources représentés dans l'écusson de la ville en 1480 montrent que notre Baden mérite d'être rangée au nombre des plus anciennes villes d'eau !

Ce n'est pas mûs par un chauvinisme local que nous rappelons ces faits. Nous nous proposons seulement d'étudier à la lumière de l'histoire le mode d'action et les résultats thérapeutiques de la cure des sources thermales de Baden.

Personne ne niera en effet que la réputation universelle dont jouissait Baden déjà au moyen âge, c'est-à-dire à une époque où les voies de communication étaient essentiellement précaires, ne peut s'être établie et s'être perpétuée jusqu'à nos jours que grâce à des succès thérapeutiques éclatants et nombreux ; avec un semblable passé, Baden ne saurait être une création de la réclame.

Les guérisons nombreuses obtenues par les bains de Baden engagèrent dès la première moitié du dix-huitième siècle des médecins et des naturalistes à faire des recherches scientifiques sur la température et la composition de leurs eaux.

Ces recherches balnéologiques furent encouragées vers la fin du dix-huitième siècle par la faveur que prodiguèrent à Baden l'Empereur François Ier et de nombreux membres de la famille impériale autrichienne.

Parmi ces personnalités princières, nous rappellerons, à côté de l'Empereur lui-même, l'archiduc Charles qui fonda le Weilbourg près Baden. Ces grands personnages venaient réparer aux sources sulfureuses de Baden les dommages causés à leur santé, au temps des guerres de Napoléon, par les campagnes et les graves soucis de la politique. L'empereur visita notre station régulièrement chaque année pendant près de 40 ans ; les archiducs frères de l'Empereur suivirent son exemple jusqu'à la fin de leur vie, et leur prédilection pour Baden fut imitée par leurs fils, leurs filles et leurs petits-fils, de sorte que, depuis un siècle, Baden s'enorgueillit d'une résidence impériale et archiducale où leurs Majestés et leurs Altesses viennent passer l'été et prendre les bains.

Profondément attachée à ses princes, la ville a conscience de tout ce que leur bienveillance et leur affection a fait pour l'élever au premier rang parmi les villes d'eau de notre époque.

Les médecins et les hôtes bienveillants trouveront peut-être dans la faveur dont notre ville a été l'objet de la part de la Maison impériale une preuve nouvelle et éclatante de la valeur curative de Baden et seront ainsi disposés à excuser cette excursion un peu hardie sur le terrain historique. Cette licence n'est pas sans donner un résultat intéressant, même au point de vue scientifique et balnéologique.

Nous nous empressons d'ailleurs de revenir aux thermes de Baden.

Dès la plus haute antiquité ceux-ci ont été utilisés pour les bains. L'usage de leur eau comme boisson date d'une époque plus récente. Et bien que cette dernière méthode ait donné de beaux résultats, notre station est restée surtout une station balnéaire.

D'année en année des milliers et des milliers de malades se rencontrent à nos bains sulfureux.

Rhumatismes, goutte de toutes formes et de tout degré, névralgie (surtout la sciatique); suppurations et tumeurs des os, des articulations, des ganglions et des organes du bassin; convalescences de blessures ou d'opérations chirurgicales graves; empoisonnements chroniques par les métaux; scrofulose, affections syphilitiques; maladies de la peau si tenaces et si facilement récidivantes lorsqu'elles ont fait l'objet d'un traitement trop exclusivement local; tabès et hémiplégie; neurasthénie qui porte si souvent les malades au désespoir : telles sont les affections dont l'usage des sources sulfureuses de Baden, grâce à un traitement

appliqué avec méthode, procure ou bien la guérison complète ou bien l'amélioration à un degré suffisant pour que
les malades puissent reprendre leurs occupations et jouir
encore des bienfaits de la vie.

Tous quittent la ville avec le désir d'y revenir un jour.

Grâce aux rapports faits par les spécialistes sur les
propriétés physiques, sur la composition qualitative et
quantitative de nos sources, nous pouvons espérer obtenir
sur le mode d'action des bains de Baden d'importants
éclaircissements.

Cependant la complexité de cette action et l'insuffisance de nos moyens d'investigation sont telles que nous ne
saurions espérer encore de trouver le lien qui unit les
bains employés comme moyen thérapeutique et les effets
curatifs observés.

Avec un verre d'eau puisée à la source des Romains,
que l'on se fait servir au Parc, chacun peut se convaincre
de la clarté et de la pureté de cette eau thermale au
moment où l'on vient de la puiser. Vue dans une piscine,
même de grandes dimensions, celle-ci conserve sa trans-
parence jusque dans les couches les plus profondes ; elle
ne se trouble qu'au contact de l'acide carbonique de l'air
(d'autant plus vite et d'autant plus complètement que l'eau
est plus vivement agitée) ; il n'est pas rare non plus de la
voir se troubler avant les orages et sous certaines influences
telluriques encore mal connues.

Ce trouble naturel qui résulte de phénomènes chimiques bien déterminés et très-importants au point de vue
thérapeutique ne dénote en rien que l'eau soit impure.
L'eau n'est en effet jamais souillée. Son écoulement dans
tous les établissements, même privés, est soumis à certains
réglements appliqués sous l'oeil de la police et qui rendent
toute souillure impossible.

Et de même que le baigneur peut en toute confiance
plonger son corps dans le bain, même si l'eau est trouble,

de même un coup d'oeil jeté sur l'analyse chimique de cette eau convaincra chaque malade auquel le médecin a ordonné l'usage interne des eaux de Baden, de son absolue pureté tant au point de vue hygiénique qu'au point de vue chimique. Elle ne contient en effet ni ammoniaque, ni acide azotique, ni matières organiques, parce que les sources sulfureuses de Baden tirent leur contenu en soufre et en chlorures non du contact de matières organiques en décomposition, mais uniquement du contact des couches minérales les plus pures.

Au point de vue de la température, huit sources remplissent surtout les conditions du bain chaud par excellence. Ce sont les suivantes: Petersbad (Établissement de l'hôpital militaire), Josefsbad, Sauerhofbad, Frauenbad et Carolinenbad, Engelsbad, Herzogsbad, Antonsbad.

On trouve encore remplissant les mêmes conditions dix-sept sources privées qui ont une origine commune avec les sources suivantes: Theresienbad, Antonsbad, Frauenbad, Sauerhofbad et Engelsbad. La température de ces sources oscille entre $33°4$ et $35°5$ C.

Cinq sources: Franzensbad, Leopoldsbad (A. B.),[1] Ferdinandsbad et Johannesbad, ont une température variant de $32°5$ à $32°8$ C. Les médecins ont ainsi des températures de divers degrés favorables au traitement des malades sanguins et nerveux.

Nous devons mentionner également que dans tous les établissements, dans les piscines ainsi que dans les bains particuliers, l'eau est employée à la température même de la source, sans élévation artificielle.

Le contraire pourrait donner lieu à des objections sérieuses.

En effet, indépendamment des modifications chimiques qu'une eau minérale éprouve par une élévation artificielle

---

[1]) Voir le chapitre des Bains.

de température, on est en droit de se demander si le mode d'action physiologique de la chaleur est absolument le même, suivant que l'eau la possède naturellement ou qu'elle lui est procurée artificiellement.

Loin de nous tout préjugé plus ou moins mystique. Mais la physique expérimentale nous apprend que les effets des ondes lumineuses, si importants en thérapeutique, varient suivant leur origine. Le même fait sera peut-être démontré un jour pour les ondes caloriques.

L'expérience balnéologique parle en faveur de cette hypothèse que l'eau thermale issue du sein de la terre donne un bain bien supérieur au même bain dont la température serait élevée artificiellement. Il est probable que la constance de sa température se conserve sans difficulté et aussi que les ondes caloriques présentent des propriétés thérapeutiques spéciales.

Nous avons parlé ailleurs des autres propriétés physiques des eaux thermales de Baden, telles que leur odeur, leur goût et leur densité. Nous nous occuperons maintenant d'une question capitale, à savoir, de leur composition chimique.

A ce point de vue, l'analyse aujourd'hui classique publiée par M. le conseiller de la Cour von Schneider nous donne les renseignements les plus importants pour l'appréciation de la valeur balnéologique des Thermes.

Ce qui doit tout d'abord attirer notre attention, c'est cette constatation du chimiste que les gaz de l'eau ne contiennent H_2S qu'en quantité inappréciable, puis que l'eau prise à la source a une réaction neutre, mais qu'elle devient alcaline après ébullition, de telle sorte que le papier de tournesol, révèle une réaction alcaline.

Nous fondant sur ces données, nous sommes en droit de conclure que H_2S libre n'existe pas dans l'eau de nos sources mais qu'il se produit par l'action de O contenu dans l'air, c'est-à-dire que les conditions dans lesquelles le développement de ce gaz se produit modifient en même temps la réaction primitive de l'eau. Ce phénomène, qui se produit dans l'eau thermale puisée à la source ou conduite dans une baignoire, s'explique facilement si l'on considère la composition chimique de l'eau des thermes.

Comme le pouvoir de solubilité d'une eau pour les sels varie avec sa température, il est facile de comprendre que la somme des parties solides, le contenu salin des eaux minérales de Baden, varie suivant leur température. C'est ainsi que 1000 g d'eau provenant des sources Peregrini et Mariazell ne contiennent que 17 g, 4 de matières solubles, tandis que la source plus chaude Engel en contient 19 et que les sources encore plus chaudes Joseph et Caroline en contiennent 20.

En moyenne on peut admettre que le contenu salin des Thermes de Baden est de 0 g 20%, c'est-à-dire environ $^1/_5$ de celui du sang qui est de 0 g 85 %.

Si l'on fait abstraction des silicates qui n'ont aucune valeur balnéologique, les sels contenus dans les eaux de Baden se divisent en deux groupes.

Le premier groupe comprend les sulfates (gypse, sel de Glauber, sulfate de potassium) dont la totalité est d'environ 1 g, 1 par litre et les chlorures (chlorure de calcium et de magnésium en tout environ 0 g 46 par litre); la présence du sel marin dans les eaux minérales de Baden ne saurait être admise.

Il est évident que ces sels constituent le principal facteur dans les cures par ingestion.

Dans le deuxième groupe nous rangeons les trois substances moins constantes dont les chimistes ont démontré l'existence dans nos thermes: le sulfhydrate, l'hyposulfite et le bicarbonate de calcium. Leur totalité représente environ 0·41 par litre dont 0·37 sont constitués par du bicarbonate de calcium, le reste par des sulfates et des hyposulfites.

Le sort de ces trois corps après la sortie de l'eau thermale hors du sol donne aux sources sulfureuses de Baden un cachet tout à fait spécifique : d'abord par l'action de l'O de l'air il se forme du soufre aux dépens des sulfhydrates et des hyposulfites de calcium ainsi que l'indiquent les formules suivantes.

$$1.\ Ca \begin{matrix} S\,H \\ S\,H \end{matrix} + O^2 = Ca \begin{matrix} O\,H \\ O\,H \end{matrix} + S^2$$

$$2.\ Ca\ S^2\,O^3 + O = Ca\ SO^4 + S$$

Une partie de ce soufre est retenue par l'eau. Une autre partie décompose en naissant le bicarbonate de calcium. Cette réaction donne lieu à une production d'acide sulfhydrique d'une part, et d'autre part à une production de carbonate de calcium qui se forme aux dépens du carbonate acide de calcium ; tandis que, comme l'indique la formule 1, il se produit une réaction alcaline dans l'eau du bain par suite de l'oxyde de calcium qui s'est formé :

$$3.\ 2\,Ca \begin{matrix} HCO^3 \\ HCO^3 \end{matrix} + S_2 = 2\,(SH_2) + 2\,Ca\,CO_3\ ^1)$$

Nous arrivons ainsi à cette conception parfaitement exacte que dans le bain thermal de Baden, grâce à un apport d'eau constant, il se produit un processus chimique ininterrompu.

Ce processus chimique se manifeste par la décomposition des sels instables et solubles dans l'eau par un développement actif d'acide sulfhydrique, par la réaction alcaline de l'eau et par un trouble de celle-ci occasionné par le soufre en liberté.

La surface cutanée du malade n'est donc pas seulement soumise à l'action d'une solution saline et sulfureuse mais aussi à une somme d'actions résultant de décomposi-

---

^{1}) Nous ne nous dissimulons pas l'insuffisance de cette formule chimique, mais nous croyons, en raison de la nécessité de donner une idée générale de l'action du $Ca\,(OH)^2$, pouvoir négliger le deux CO^2 non saturés.

tions chimiques qui ont une grande importance au point de vue de l'effet balnéologique total. Le dépôt chaud alcalin, contenant des sels terreux, du soufre et de l'acide sulfhydrique, que l'on rencontre dans un bain thermal de Baden, provoque des modifications de l'épithélium cutané, du chorion (couche des fibres conjonctives), des glandes de la peau, des capillaires et des terminaisons extrêmement sensibles des nerfs cutanés, exerçant sur chacun de ces tissus une action spécifique. La peau se macère, les cellules de la couche aréolaire nutritive et du tissu sous-jacent se détachent en grand nombre, la couche du tissu conjonctif se gonfle de liquide et les deux couches deviennent perméables au liquide du bain.

Les orifices des glandes sébacées sont débarrassés de tout obstacle, les glandes sudoripares sont soumises à une élévation de la pression sanguine, leur activité sécrétrice est augmentée, les vaisseaux se dilatent, et font disparaître l'excès de pression qui existait dans les organes internes, les parois vasculaires et les terminaisons nerveuses viennent en contact avec l'eau thermale.

Se produit-il au contact des vaisseaux et des nerfs un véritable échange, par endosmose et exosmose, de gaz et de sels dissous dans l'eau? C'est là une question importante au point de vue des processus nutritifs de l'organisme. A défaut d'une démonstration directe, on ne saurait l'affirmer pour le moment. L'on ne saurait douter cependant qu'il existe à côté de l'action thermique une action chimique à laquelle on doit attacher d'autant plus d'importance, que, comme nous l'avons montré, dans un bain préparé avec l'eau thermale de Baden, les forces chimiques ne sont jamais en repos, mais demeurent constamment en action. Nous devons ajouter que l'affinité des corps devenus libres par suite des réactions chimiques se trouve très-élevée, quand ceux-ci sont à l'état naissant et se traduit par une action sur les produits pathologiques.

Une théorie très-intéressante des phénomènes que nous venons de mentionner a été émise dernièrement par le Professeur Curtius, de Heidelberg, l'un des représentants les plus éminents de la chimie moderne. D'après les travaux scientifiques de cet auteur, le soufre qui se dégage dans les Thermes sous forme d'une poudre fine représente une modification spéciale du soufre amorphe très-analogue à l'ozone. De même que l'ozone peut se représenter comme l'association de trois atomes d'oxygène $\overset{\text{O}-\text{O}}{\underset{\text{O}}{\vee}}$, de même, d'après le Professeur Curtius, le soufre des eaux thermales représente $\overset{\text{S}-\text{O}}{\underset{\text{O}}{\vee}} = SO^2$ (anhydride sulfurique), dans laquelle les deux atomes d'O sont remplacés par deux atomes de S : $\overset{\text{S}-\text{S}}{\underset{\text{S}}{\vee}}$.

A cette analogie chimique doit correspondre une analogie dans le mode d'action, et l'énergie du soufre thermal doit être supérieure à celle du soufre ordinaire, de même que celle de l'ozone est supérieure à celle de l'oxygène.

La manière de voir que nous avons exprimée reçoit ainsi une base plus large et plus solide. Nous voyons en effet que dans l'action des Thermes de Baden il faut considérer, à côté du facteur thermique, de puissants facteurs chimiques qui agissent sur la peau et sur les organes internes soit directement par les vaisseaux, soit indirectement par la voie nerveuse en provoquant des réflexes, et qui travaillent à remettre en ordre les processus nutritifs déviés de la normale.

L'activité plus grande de la circulation dans les vaisseaux sanguins et lymphatiques, l'absorption et l'utilisation plus facile des matières nutritives, l'accélération des échanges, les modifications apportées aussi probablement d'une façon directe sur la constitution chimique des tissus par les sels et par les gaz dissous dans l'eau nous permettent de comprendre les résultats mille fois constatés du traitement thermal de Baden appliqué avec méthode.

Les produits inflammatoires de la peau, des os et des articulations, les dépôts et les épaississements d'origine arthritique, les gonflements lymphatiques fondent, pour ainsi dire, et disparaissent ; les troubles dans la constitution trophique des fibres nerveuses s'effacent et se réparent ; les substances pathogènes et hétérogènes circulant dans le sang sont neutralisées, rendues inoffensives ; les processus pathologiques cutanés, et surtout ceux-là, sont définitivement enrayés.

La surface cutanée, bien que représentant le point le plus important pour l'effet balnéo-thérapeutique ne doit pas nous faire oublier une autre fonction qui joue également un rôle considérable dans l'action du bain sulfureux. Nous voulons parler de la respiration.

L'on ne saurait douter en effet que l'acide sulfhydrique qui se répand dans l'air ne pénètre dans les alvéoles pulmonaires et ne soit entraîné dans la circulation. Là, conformément à la loi d'affinité de la molécule H^2S il se produit un composé de soufre soit avec les bases faisant partie des globules sanguins soit avec celles dissoutes dans le sérum.

Dans le premier cas le globule sanguin se décompose et disparaît avant d'avoir accompli son cycle normal dans la circulation, dans le deuxième cas, des produits nuisibles soit pathogènes, soit hétérogènes sont neutralisés. Dans les deux cas, la circulation est allégée, la respiration et les mouvements du coeur deviennent plus calmes, les poisons ou les produits d'une nutrition viciée sont excrétés, dans certains cas leur élimination peu têtre favorisée par la formation de combinaisons appropriées.

Comme nous l'avons déjà indiqué ailleurs, depuis des années l'ingestion de l'eau thermale à sa température a été mise en usage.

La cure par ingestion ne constitue pas à Baden un procédé thérapeutique autonome; elle est simplement recommandée par le médecin comme un adjuvant précieux du traitement balnéaire.

La cure accessoire par ingestion se justifie par la nécessité, qui se présente pour beaucoup de malades, de faire pénétrer dans l'organisme la plus grande quantité possible d'eau minérale, c'est-à-dire de l'élément mis à notre disposition pour favoriser, exciter et accélérer l'élimination trop lente naturellement des produits morbides déposés dans les tissus. Beaucoup de médecins semblent tenir à ce que l'eau thermale soit absorbée pendant le bain. On a fait droit à cette exigence au bain ducal et au bain de Léopold en installant une conduite d'eau spéciale.

En général cependant on boit surtout à la Römerquelle sur la promenade de l'établissement.

Il n'est pas sans importance que l'ingestion d'eau thermale ait lieu à sa température d'origine, peu inférieure seulement à la chaleur propre du corps. Ces hautes températures influant sur la muqueuse stomacale, produisent une augmentation d'activité des organes éliminatoires, qui se traduit par une diurèse et une diaphorèse plus abondantes. En même temps s'exerce une action calmante sur les nerfs de la muqueuse stomacale et sur les nerfs des nombreux vaisseaux qui la parcourent. Il est parfaitement admissible, au point de vue théorique, que l'eau introduite dans l'estomac y dégage de l'acide sulfhydrique. Cependant l'on ne saurait passer sous silence le fait que, parmi les développements gazeux se produisant dans l'estomac, l'acide carbonique doit tenir la première place.

Il tire son origine du carbonate acide de calcium contenu en quantité notable dans l'eau thermale et se dégage sous l'influence de l'acidité stomacale. Le bicarbonate de calcium constitue $\frac{1}{5}$, les chlorures $\frac{1}{4}$, les sul-

fates un peu plus des $^2/_5$ du contenu total en sels (évalué
à o g 20$^0\,_0$) des thermes de Baden.

Les muqueuses stomacales et intestinales sont donc,
dans la cure par ingestion, en contact avec un liquide
dont la teneur en sels est pauvre comparativement à celle
du sang. Le résultat est que cette solution saline très
étendue est facilement absorbée par les vaisseaux et que
le passage du liquide venant du sang dans le tube intes-
tinal ne peut avoir lieu en règle générale. C'est à ce
fait, fondé sur la loi de diffusion qu'il faut attribuer la
constipation qui se produit habituellement lors de l'ingestion
de l'eau thermale de Baden.

Les traces de lithium, que l'on constate dans l'eau de
Baden par l'analyse spectrale et que nous sommes obligés
de mentionner pour être complets, ne sont pas suffisantes
pour admettre une action favorisant l'excrétion de l'acide
urique en excès. S'il est vrai cependant que cet excès puisse
être excrété grâce à la formation d'urate de lithine, sel
très soluble, la présence d'un atome de lithium n'est pas
tout à fait négligeable. En effet, les résultats thérapeutiques
ne dépendent pas de la quantité de tel ou tel élément,
mais de leur action totale, tel ou tel facteur pouvant ainsi
n'agir que d'une façon qualitative.

L'eau de la Römerquelle est souvent employée par
les médecins comme véhicule pour les nouvelles prépara-
tions anti-arthritiques (lysidine, bitartrate de lysidine,
hypochlorite de pipérasine), qui ne se dissolvent que dans
l'eau chaude. L'on substitue encore quelquefois à la cure
par ingestion d'eau de Baden une autre cure d'eau minérale, surtout d'eau de Carlsbad ou dans certains cas une
cure de lait et de petit-lait, pour l'application desquelles
la Promenade offre de nombreuses commodités. L'eau
thermale de Baden est encore employée sous forme de
grands bains permettant la natation. Les grands établissements de la Mineralbade- und Schwimmanstalt con-

tiennent deux grands bassins séparés, l'un pour les hommes, l'autre pour les femmes. Ils sont alimentés par des sources plus froides que celles dont nous avons parlé plus haut, et relativement pauvres en sels (27° à 29° C): les sources de Peregrini et de Mariazell.

Abstraction faite de la richesse moindre de ces deux sources en matières solides et de leur température plus basse, elles ont les mêmes propriétés physiques et chimiques que les autres sources de Baden; comme celles-ci elles ont une eau absolument pure, transparente, et contiennent des matières solides dégageant des sels terreux, du soufre et de l'acide sulfhydrique. Le dégagement de soufre et d'acide sulfhydrique est si intense et si rapide, grâce au mouvement constant auquel l'eau est soumise par le grand nombre des baigneurs, bien que constamment et abondamment renouvelée, que, peu de temps après que les bassins ont été remplis, l'eau est trouble et il s'exhale une odeur d'acide sulfhydrique encore perceptible à plusieurs centaines de mètres.

L'on voit ainsi que ces sources sulfureuses froides ont une valeur balnéologique réelle, notamment dans la convalescence des traumatismes portant sur les os, les tendons et les articulations. Leur action s'exerce à la fois sur le système nerveux qu'elles tonifient par la soustraction de calorique à la surface cutanée et sur le système musculaire qu'elles fortifient en facilitant les exercices physiques par l'étendue du bassin.

L'on fait aussi des applications locales de chaleur humide. Dans ce but, l'on mélange de l'eau thermale prise à son origine à de l'argile finement tamisée. Beaucoup de personnes enveloppent les articulations malades avec la matière molle ainsi obtenue et les soumettent de cette manière à une chaleur artificielle.

A la Römerquelle on a installé, à l'usage des personnes atteintes de maladies de la gorge un vaporarium dans lequel on peut pratiquer des cures d'inhalation avec les gaz et les vapeurs qui se dégagent des sources.

Pour répondre au désir bien légitime des médecins spécialistes de Baden, l'on a établi au Theresienbad une organisation permettant d'utiliser l'eau thermale tout près de son origine sous forme de bains partiels pour des régions particulières du corps et sous forme de douches. L'un et l'autre sont faciles à régler et à localiser et sont devenus pour les médecins et les baigneurs des modes d'application appréciés des eaux sulfureuses.

Des succès thérapeutiques surprenants ont été obtenus par les bains de vapeur et les enveloppements humides faits avec des compresses imbibées d'eau thermale et appliqués sur les articulations ou les autres parties malades. Cette méthode si simple et cependant si active de traitement local donne des résultats favorables dans les arthrites subaiguës ou chroniques, dans les adénites et les tuméfactions de diverse nature, dans les affections psoriasiques ou prurigineuses de la peau. La durée prolongée du traitement n'en affaiblit pas l'efficacité.

Nous avons terminé l'étude de ce qui concerne l'usage interne ou externe des eaux thermales de Baden.

De même que les autres stations thermales importantes, Baden possède à côté des Instituts hydrothérapiques pour l'emploi des eaux thermales différents établissements parfaitement organisés où sont appliqués les nouveaux procédés qui constituent la Méthode physiatrique, si justement en honneur à notre époque et dont l'emploi complète et affermit les résultats obtenus par le traitement thermal.

L'électricité médicale est appliquée sous toutes ses formes, y compris le bain électrique, dans les deux établissements de «Helenenthal» et de Gutenbrunn. Dans ce dernier établissement elle constitue une section indépendante dirigée par des spécialistes. Des bains médici-

naux contenant différentes substances médicamenteuses
(extraits végétaux, sels d'iode etc.) sont donnés dans
l'Institut hydrothérapique municipal du Parc, ainsi que dans
les deux établissements de Gutenbrunn et de Helenenthal.

A Gutenbrunn se trouvent des cabines spéciales pour
les applications de boue et pour le nettoyage des malades
après les applications. Dans ce même établissement se rencontrent des installations spéciales pour les bains de lumière (électrique) ainsi que pour l'application locale de
l'air chaud. Cette dernière méthode thérapeutique est spécialement employée depuis peu dans un établissement dirigé par le Dr. Reitler, portant le titre de «öffentliche
Ordinationsanstalt»,

La cure de terrain peut se pratiquer à Baden dans
des conditions exceptionellement favorables grâce aux on-
dulations du sol. Des indications touchant l'emploi de ce mode
de traitement sont publiées chaque année dans la «Curliste».

Trois établissements sont spécialement destinés au traitement par l'eau froide: un premier se trouve à l'institut
municipal (parc) sous la direction du Dr. Taub; un second
à l'Institut Sacher (Helenenthal) sous la direction du Dr. Karl
Schwarz; un troisième enfin à l'Institut de Gutenbrunn.
Ce dernier, le plus récent en date, contient une section hydrothérapique spéciale avec toutes les installations modernes.

Massage: cette méthode thérapeutique ancienne, si
efficace depuis qu'elle est devenue vraiment médicale,
est appliquée à Baden par un grand nombre de spécialistes
de grand mérite. On la suit également avec grand
succès dans les établissements de «Helenenthal» et de
«Gutenbrunn». Le massage par des individus incompétents
est interdit dans ces établissements. Quelques infirmiers et in-
firmières, ainsi qu'un petit nombre d'autres personnes sont
officiellement autorisés aux bains de la ville (städtische
Badehäuser), à appliquer le massage. Cependant, il leur
est interdit d'entreprendre de leur chef des cures de

massage. Ils ne peuvent le faire que sur ordonnance médicale. Ainsi a été mis un frein à l'abus qui se faisait de ce moyen thérapeutique pour obtenir des guérisons faciles ou pour provoquer des aggravations plus faciles encore.

A «Gutenbrunn» se trouve une section d'orthopédie pour le traitement des incurvations de la colonne vertébrale et des attitudes vicieuses, chez les adultes et chez les enfants.

La gymnastique médicale ou mécanothérapie occupe dans ce même institut une place importante. Organisée par le Dr. Lantin, elle peut être appliquée à l'aide de tous les appareils inventés par le génie du Dr. Zander de Stockholm dans le but d'exercer les muscles et de mobiliser les articulations d'une manière rationelle. Les nombreux malades dont les fonctions motrices sont compromises à la suite d'affections goutteuses, rhumatismales, inflammatoires des os, des articulations et des parties molles, et qui viennent demander secours aux eaux de Baden, trouveront dans l'emploi simultané du traitement thermal et de la méthode de Zander toutes les chances possibles pour un retour prompt et complet à l'état normal, leur permettant de reprendre la vie commune et leurs occupations. N'oublions pas non plus l'action efficace que cette méthode exerce sur la santé générale, en tonifiant le système musculaire et en excitant les fonctions nerveuses.

La mécanothérapie se pratique également à Helenenthal.

Gutenbrunn présente aussi des installations spéciales pour cures d'inhalation, bains d'air, de soleil et de sable, décrites dans le Prospectus de cet établissement.

A côté de ces établissements nombreux, dont beaucoup sont vraiment admirables, les malades trouvent à Baden des médecins réputés (spécialistes) pour les affections internes, (chirurgiens, gynécologistes, oculistes, dermatologistes). Leurs noms et leurs adresses se trouvent dans un annuaire et sur des tableaux mis dans chaque établissement sous les yeux du public.

LES BAINS. HÔPITAUX. INSTITUTIONS HUMANITAIRES. ETABLISSEMENTS PUBLICS DE BAINS.

> Trois fois salut ! Source Thermale,
> Aliment de salubrité
> Dont la nature, libérale,
> Gratifia l'humanité !
> C'est toi dont l'onde spécifique,
> Par une vertu métallique
> Ranime les corps affaissés
> Et qui, sans cesse salutaire,
> Tends à repousser de la terre
> Les maux que Pandore a versés.
>
> Bizzon : Stances.

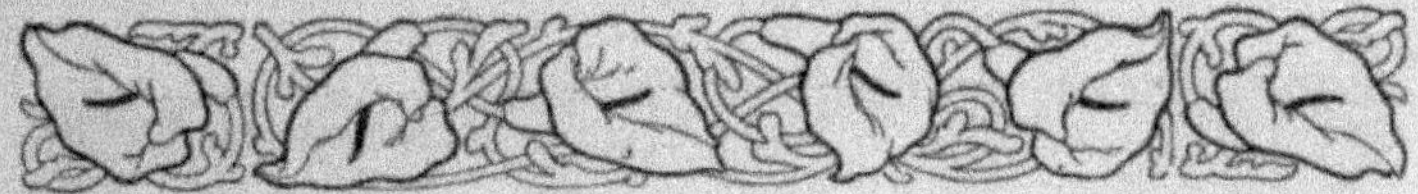

Les Bains.

a) Etablissements de la ville.

1. Le «Bain de la Source» situé dans le Curpark tout près de la source la plus anciennement découverte, dite source Romaine, est alimenté par elle. Il comprend deux cabines de bain particulières avec leurs antichambres, pratiquées chacune dans une petite rotonde couverte d'une coupole. Les bassins contiennent 30^{HI} chacun et se remplissent pour chaque visiteur et sous ses yeux en douze minutes environ. La belle situation de ces bains, leur installation élégante, leur éclairage et leur ventilation irréprochables en font l'établissement le plus comfortable de la ville. (Température $34^0 8$.)

2. Le «Theresienbad» (Bain de Thérèse) dans la Franzensstrasse, tout auprès de la ligne de ceinture du chemin de fer électrique et tout en face du Curpark, a six cabines de bain. Chacune d'elles est splendidement organisée: salle spacieuse, haute, brillamment éclairée et largement aérée; baignoire profonde de marbre ou de stuc (3 mètres cubes de capacité); cabine et vestiaire assez spacieux pour permettre à deux personnes de s'en servir en même temps, ce qui peut être d'un grand avantage pour le traitement des malades impotents. — Ce bain aussi est alimenté par la source Romaine et se remplit en cinq à

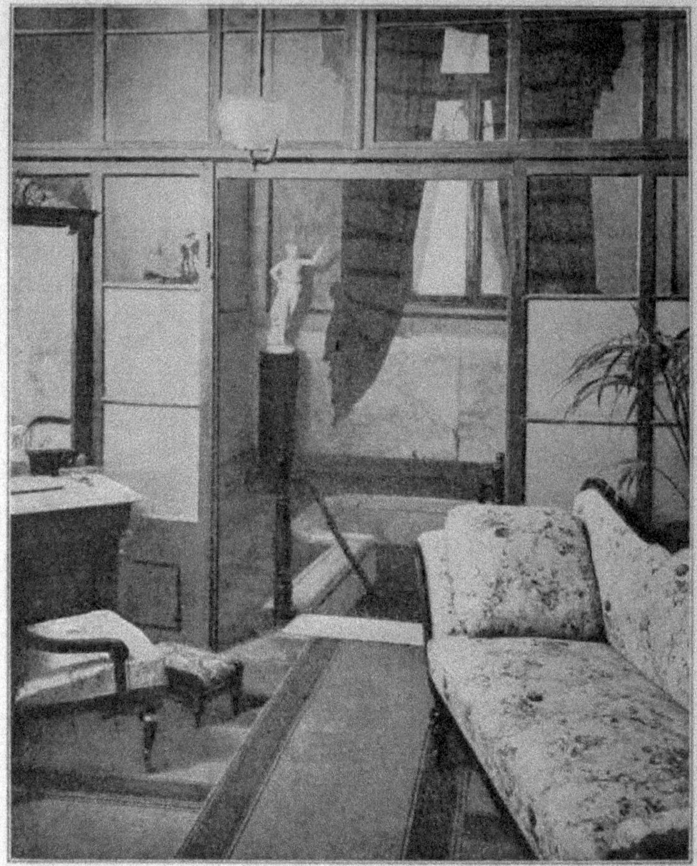

Bain de Thérèse.

sept minutes pour chaque baigneur. Température 32°6.
On y trouve aussi des aménagements pour les bains partiels (bains de la main, bains de pieds, bains de siège).
Au premier étage, de grandes et belles chambres bien
meublées permettent au malade de se rendre au bain sans
avoir à traverser la rue.

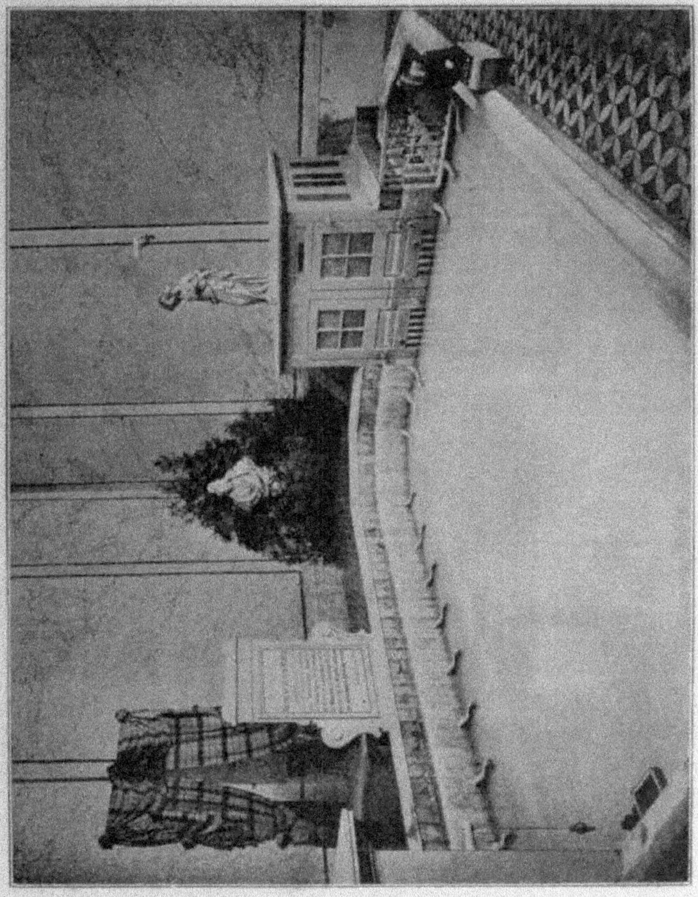

Bain du Duc.

3. L'«Antonsbad» (Bain d'Antoine) au Herzogshof possède une piscine et une cabine de bain particulière. La piscine est un grand bassin en béton d'une capacité de 392^{m}. Elle est située dans une salle grande et haute, sur laquelle s'ouvrent, à droite et à gauche, les cabines à l'usage des baigneurs. La salle est bien ventilée; dans

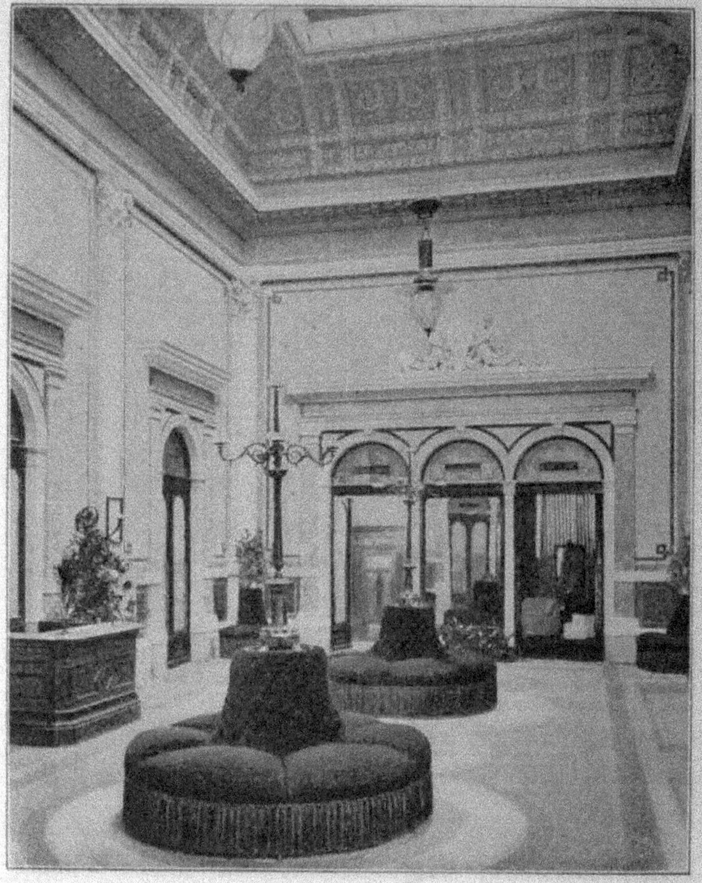

Bain Notre-Dame et de Caroline: Vestibule.

tous les lieux où circulent les baigneurs, une température
égale est soigneusement maintenue. Service des plus
attentifs faits par des gens experts dans leur métier.
Température du bain 34°3.

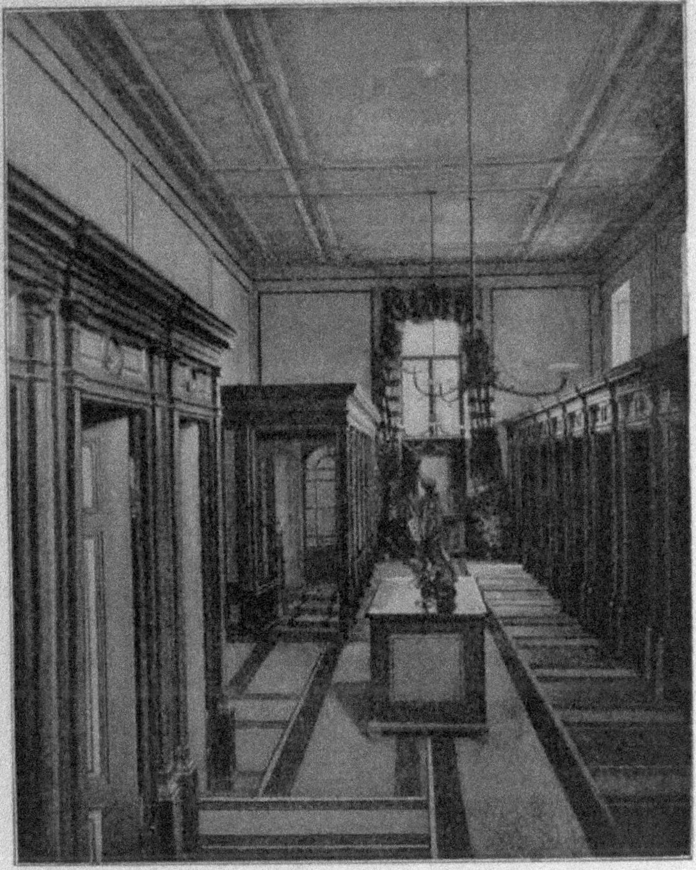

Bain Notre-Dame et de Caroline: Salle des Cabines.

L'Antonsbad reste ouvert pendant l'hiver aussi; dès le mois d'octobre un toit en forme de cloche couvre le bassin pour conserver à la salle sa chaleur même pendant les grands froids. La cabine de bain particulière de l'Antonsbad a la même disposition que celle du Theresienbad. Sa baignoire contient 54^{HI}, possède son conduit spécial et se remplit en quinze minutes.

4. «Herzogsbad» (Bain du Duc) au Herzogshof. L'eau thermale y est la même que celle de la source Romaine. Température 33°1. Piscine de 527^{HI}. Bain thermal pour les enfants. La situation du petit bassin permet aux baigneurs du grand de surveiller les enfants au bain.

5. et 6. Le Frauenbad et le Carolinenbad (Bain de Notre-Dame et Bain de Caroline) sont installés tous les deux dans un seul bâtiment, belle construction datant de 1878. Péristyle à colonnes doriennes, vestibule élégant donnant accès, à droite, au Frauenbad, à gauche, au Carolinenbad. Quoique situés si près l'un de l'autre, les deux bassins ont chacun leur propre source indépendante l'une de l'autre.

Le Frauenbad doit son nom à l'ancienne église de Notre-Dame, démolie en 1811, qui s'élevait sur le même emplacement. On dit que la source prenait naissance sous le maître-autel. Maintenant elle sourd immédiatement sous le bassin du Frauenbad. Ce dernier est à l'usage des deux sexes, tandis que le Carolinenbad n'est que pour dames et jeunes filles. Le Frauenbad possède un grand bassin de marbre de 390^{HI}. Ses bords ainsi que la salle toute entière sont plaqués de marbre. Un dallage en Terrazzo et une belle coupole haute de 11 m et ornée de caissons complètent la beauté de la salle. Tout aussi élégants et luxueux sont les cabines et vestiaires. Température du Frauenbad et du Carolinenbad 34°75. — Le bassin du Carolinenbad contient 187^{HI}. Trois cabines de bain particulières possèdent des baignoires de 20 à 30^{HI}, remplies avec les eaux de la source du Frauenbad qui accusent une température de 34°7.

7. Le «Josefsbad» (Bain de Joseph), le plus chaud des bains de la ville (35°1), situé tout près des établissements décrits aux §§ 5 et 6, est alimenté par sa propre source

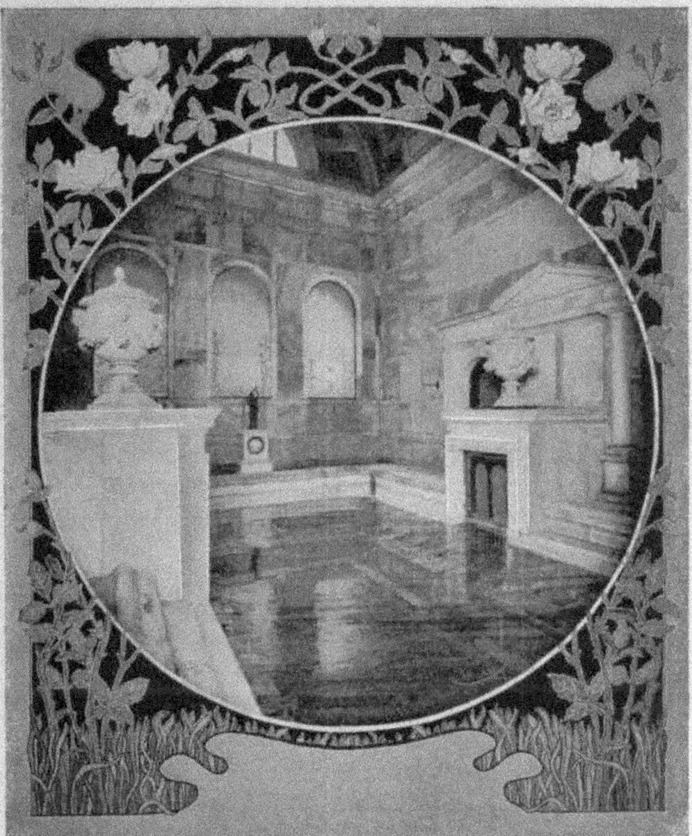

Bain de Caroline.

tout à fait indépendante des autres. Elle prend naissance immédiatement au-dessous du bassin appelé «Badekasten» qui contient 276[HI]. Le tout se trouve dans un bâtiment rond affectant la forme d'un temple romain et couronné d'une coupole. Dans l'annexe qui donne sur l'Alleegasse sont installés le vestiaires. Ce bain aussi est pour hommes et dames.

8. Le «Franzensbad» (Bain de François), Neugasse 79, dans le voisinage immédiat du chemin de fer électrique de Rauhenstein, est un bain alimenté par sa propre source. Les prix y sont très modérés et son public se compose de personnes peu aisées. Ce bain est ouvert aux hommes et aux femmes, mais seulement à certaines heures de la journée, de 4 heures ou 5 heures à $7\frac{1}{2}$ heures le matin et de 11 heures à 4 heures de l'après-midi. Le reste de la journée il est occupé par les pensionnaires de la Maison de Charité et par les malades de l'Hôpital des Enfants Scrofuleux. La piscine a une capacité de 165 [HI]. Les eaux sont à la température de 32º8. — Dans la rivière nommée Aubach ou Schwechatbach qui passe tout près de là, les cailloux et les algues ont à divers endroits une couleur blanchâtre ou jaunâtre; les bulles de gaz qui apparaissent à la surface de l'eau et les vapeurs chaudes qu'on voit y monter dans les journées froides de l'hiver prouvent l'existence de nombreuses sources thermales dans le lit de la rivière même.

9. Le «Leopoldsbad» (Bain de Léopold), situé sur la place du même nom, station de la «Ringbahn» (Tramway électrique de ceinture), édifice assez simple, mais à jolie façade, contient deux piscines de 212 et 207 [HI]. Deux sources communiquant entre elles les remplissent. Le Leopoldsbad est le moins chaud de tous les bains de la ville (32º5). Le premier des deux bassins est pendant toute la journée à la disposition du public payant, le second s'ouvre aux pauvres à de certaines heures.

10. Le «Mineralbad et Schwimmanstalt» (Bain minéral, Piscine et École de natation), Bergstrasse, a deux bassins de 30 m sur 14 m, contenant chacun 6200 [HI], dont l'un est spécialement affecté aux hommes, l'autre aux dames. L'un et l'autre possèdent une piscine à l'usage des enfants. L'eau thermale y est amenée directement et sans aucun mélange d'eau froide. Elle vient des Mariazeller et Peregriniquelle; sa température dans la piscine est de 22º6.

b) Bains appartenant à des particuliers.

Les bains que nous venons d'énumérer sont tous la propriété de la ville de Baden. Mais il y en a deux qui sont entretenus et dirigés par des particuliers, à savoir:

11. Le «Johannesbad» (Bain de Jean), Johannesgasse, station du tramway électrique de Rauhenstein. Il possède un bassin commun pour les deux sexes, contenant 375^{HI}. L'eau de ce bain (température 32°5) se distingue par une limpidité tout à fait extraordinaire. Près de ce bain est situé:

12. Le «Ferdinandsbad» (Bain de Ferdinand) avec une source particulière et une piscine contenant 366^{HI}. Le bain des dames est séparé de celui des messieurs par une cloison dépassant la surface de l'eau. Température 32°5.

c) Bains appartenant à l'Administration Militaire.

1. Le «Sauerhofbad» (Bain du Sauerhof), température 35°, dans l'aile Est du Sauerhof (v. p. 63) est mis en communication avec tous les appartements de ce vaste établissement par de hautes galéries vitrées. Il possède un hall d'installation moderne, — deux grands vestiaires séparés, — un vaste bassin installé dans une imposante salle octogone en forme de temple et ornée de huit colonnes, — et deux cabines de bain.

Ce bain peut aussi être employé par des particuliers moyennant les prix indiqués dans le tarif.

2. Le «Petersbad» (Bain de Pierre), température 35°5, situé dans l'Etablissement Balnéaire Militaire, possède un bassin couvert d'un dôme vitré et une cabine de bains. Il est en communication directe avec toutes les chambres de l'hôpital et de la dépendance de l'Hôpital Militaire de Vienne. Ce bain est ouvert pendant toute l'année, mais aux militaires seulement.

3. L'«Engelsbad» (Bain de l'Ange), température 35°5, dans la Weilburgstrasse et tout près du bain du Sauerhof, contient un vestibule, des vestiaires, un bassin, quatre cabines de bain particulières et une fontaine où l'on boit

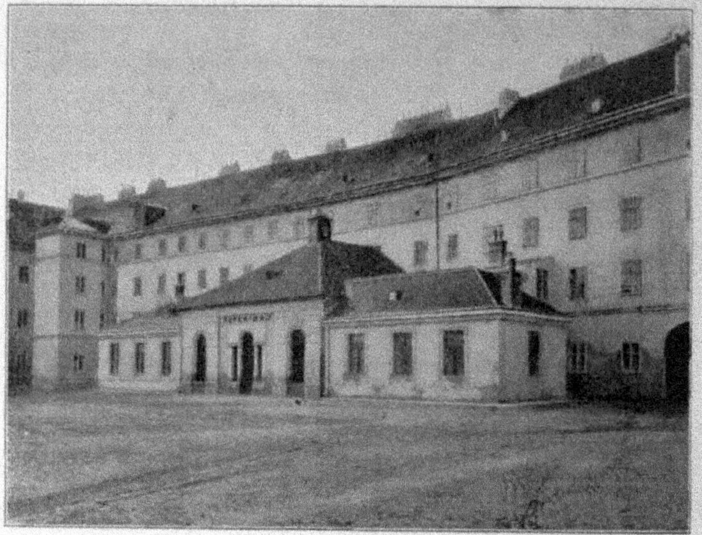

Bain de Pierre.

l'eau de la source minérale. — L'Engelsbad est exclusivement destiné aux civils.

On dit que la source de ce bain jaillit pour la première fois en 1755, lors du tremblement de terre de Lisbonne.

d) Bains froids, Écoles de natation.

Deux établissements contiennent à la fois des bains froids et une école de natation.

1. Établissement situé dans le parc du baron de Doblhoff. Le grand étang de cet ancien parc aux vieux

hêtres, aux châtaigniers centenaires a été aménagé pour servir aux bains froids; il est ouvert aux messieurs dans les premières heures de la matinée et pendant toute l'après-midi; pour les dames on a réservé le temps de neuf heures à midi. Ce bassin est alimenté par la Schwechat.

2. Le «Communalbad» (Bain communal) à Leesdorf, a été installé dans l'ancien canal de Wiener-Neustadt à Vienne; ce canal fut jadis très important, mais il a été rendu inutile par l'inauguration des chemins de fer du Sud et d'Aspang. — On arrive très commodément au bain communal par le tramway électrique dont la station centrale est à proximité du bain. C'est du reste un établissement populaire aux prix excessivement bas.

Hôpitaux. Institutions humanitaires.

I. Établissements militaires.

A. Le «Militärbadeheilanstalt» (Établissement balnéaire et Hôpital militaires) comprend le «Sauerhof» avec le «Sauerhofbad» et le «Militärbadehaus» avec le «Pétersbad». Il peut loger 90 officiers ou employés militaires en service ou en retraite, puis leurs femmes et veuves, puis un petit nombre de pensionnaires des écoles militaires. On y reçoit gratuitement les personnes qui dans l'armée occupent un rang inférieur au septième degré de l'échelle des dignités autrichiennes. C'est le commandant du deuxième corps à Vienne qui dispense cette faveur.

a) Le «Sauerhof» est un édifice situé sur un large emplacement de la Weilburgstrasse. C'était d'abord un château. George de Sauer, chambellan de sa majesté impériale et royale l'avait construit en 1594. En 1820 et 1822 il fut entièrement transformé et beaucoup agrandi. Son dernier propriétaire, le baron de Doblhoff-Dier, le vendit, en 1863, à l'administration militaire.

Des 96 places offertes gratuitement aux militaires 32 se trouvent au Sauerhof.

L'édifice contient encore douze appartements pour des officiers invalides (fondation du baron d'Ippen) et une chapelle.

Vingt-six autres appartements avec six écuries et les remises nécessaires sont à la disposition des étrangers qui

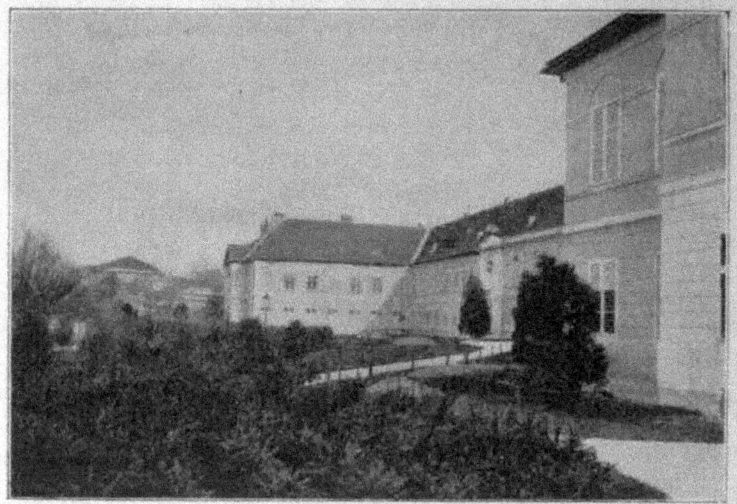

Sauerhof.

voudront les louer. Prix des chambres: de 2 K 40 h à 3 K 80 h en été. Réduction considérable en hiver.

Le Sauerhof possède aussi un grand parc et un restaurant avec salle et jardin.

b) Le «Militärbadehaus» (Établissement balnéaire militaire), grand édifice (façade longue de 106 m) à trois étages dans la Vöslauerstrasse, a été construit, de 1818 à 1821, par l'empereur François Ier. Il s'élève à la place du «Pétersbad» dont nous avons raconté l'achat dans notre introduction historique.

L'établissement possède une pharmacie et des appartements pour les officiers et employés militaires occupés dans l'annexe de l'hôpital.

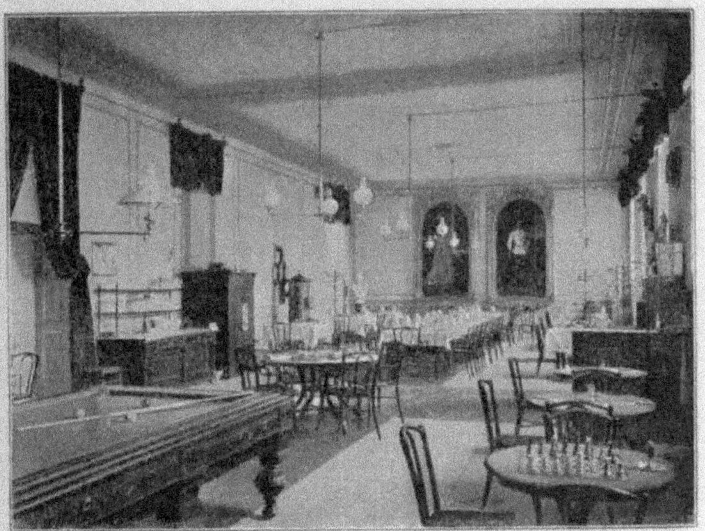

Etablissement balnéaire militaire: Salle à manger.

Il peut loger 64 des 96 militaires ayant droit au traitement gratuit. Au commencement, cet établissement ne fut employé qu'en été; ce n'est qu'en 1848 qu'il s'ouvrit pour la première fois, en hiver, aux soldats blessés.

B. La «Dépendance de l'hôpital No. 2 de la garnison de Vienne», située dans les deux ailes annexées à la façade postérieure du «Militärbadehaus» a suffisamment de place pour six officiers ou employés dans l'administration militaire, et pour 197 soldats. Les malades dont le traitement comporte l'usage des bains vont, été comme hiver, au Pétersbad par des corridors bien clos.

Directeur militaire: actuellement, le Dr Gustave Sterger, médecin principal de première classe, décoré de la croix d'or de l'ordre du mérite et de la médaille militaire.

II. Établissements de Bienfaisance.

a) Maison de Bienfaisance de Baden.

(Bergstrasse 15.)

Cet établissement fut fondé par l'empereur François Ier en 1805, agrandi et amélioré dès le règne de cet empereur et enfin doté d'annexes plus importantes de 1880 à 1883.

On y reçoit gratuitement les hommes, les femmes et les enfants au-dessus de douze ans qui ont leur droit de cité dans la Basse-Autriche et que les médecins ont envoyés aux bains de Baden. La durée régulière du traitement de chaque malade est de six semaines. L'hôpital contient 242 lits; il a son bain particulier dans la source du «Mariazeller Brünndl»; le Franzensbad et le Leopolds-bad sont également à la disposition de ses malades. Directeur: M. E. Fitzga. Médecin dirigeant: le médecin impérial et royal du district. Administrateur: M. J. Radomski.

b) Hôpital public général (Fondation Rath).

Fondé par Madame F. Rath, cet hôpital a été bâti de 1884 à 1885 et considérablement agrandi en 1897. Il se compose d'un corps de bâtiment affecté au traitement médical et chirurgical, d'un pavillon complètement isolé muni de toutes les annexes nécessaires pour le traitement des maladies contagieuses, d'une maison d'administration, d'une salle mortuaire, d'une salle de désinfection.

Cet établissement est aménagé d'après les principes les plus modernes: éclairage électrique, eau de source de

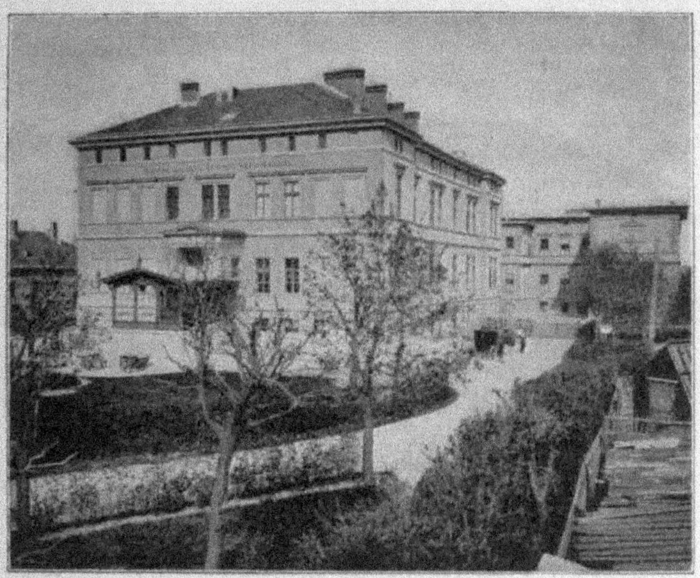

Hôpital public général (Fondation Rath).

l'aqueduc de Vienne, chauffage central par la vapeur à basse pression, glacière, distributeurs d'eau chaude, salle d'opérations aseptique, chambre de stérilisation, salle d'inhalation et lit d'eau chaude; 113 lits répartis suivant la méthode la plus pratique dans des salles spacieuses, chambres particulières pour une ou deux personnes, traitement et service excellents, cuisine à l'établissement, vastes jardins. Médecin en chef et directeur de l'hôpital: le Dr. F. Hansy, Baden, Breyergasse 7, téléphone No. 54. Trois médecins internes; 19 garde-malades, Soeurs de la Congrégation du Saint-Sauveur.

Consultation gratuite tous les jours pendant les heures de la matinée.

Administrateurs: M. Emile Exner et son adjoint.

Les malades sont reçus moyennant une taxe de K 10.— par jour dans la première classe, de K 6.— dans la deuxième, et de K 2.— dans la troisième.

c) «Marienspital» (Hôpital S[te.] Marie.)

(Weikersdorf, Weilburgstrasse 29.)

Fondé en 1812, cet hôpital a été doté par la «Société des Dames nobles de Vienne pour la propagation du Bon et de l'Utile», Vienne, I, Dorotheergasse 7.

Les malades qui veulent être admis gratuitement, font une demande à la Société. La Mère Supérieure, soeur Alexandra Leingartner, a le droit d'accepter les personnes qui payent à l'établissement K 1.50 par jour en remboursement des frais qu'ils occasionnent. Les malades qui ont recours aux eaux de Baden, sont acceptés dans le «Marienspital» pendant la saison des bains. L'établissement est administré par les Soeurs de Charité de l'ordre de Saint Vincent de Paul. Médecin dirigeant: le Dr. G. Kopriva, 8 Theresiengasse, Baden.

d) Hôpital des Enfants Scrofuleux.

(Hildegardgasse N[o.] 8.)

Cet hôpital fut fondé par plusieurs bienfaiteurs amis de l'enfance en 1852. Depuis 1861 il se trouve dans la maison léguée par Mme Radislowitsch-Braun. Il reçoit les enfants scrofuleux des deux sexes et de toutes les confessions, âgés de 3 à 12 ans, gratuitement, si l'indigence est légalement démontrée, ou bien à raison d'une taxe de K 1.50 par jour. L'établissement, qui possède 35 lits, tend surtout à procurer aux enfants le bienfait des bains sulfureux de Baden. Il n'est ouvert qu'en été. Administrateur: M. R. Weisshappel. Médecin dirigeant: D[r.]

Joseph Schwarz, 1 Wassergasse, téléphone 101. Garde-malades laïques.

e) Fondation H. Todesco.
(Weikersdorf, Johannesgasse 6.)

Cette maison, fondée en 1845 par le bienfaiteur très connu dont elle porte le nom, offre le logement, mais non la nourriture, à 40 malades indigents, dont vingt chrétiens, vingt juifs. Administrateur : M. Gustave Naser. Médecin : Dr. Joseph Schwarz, 1 Wassergasse, téléphone 101. Adresser les demandes d'admission munies d'un certificat médical et d'un certificat d'indigence à l'administration municipale de Vienne ou à l'administrateur, ou encore à M. O. Richter, Secrétaire de la Banque Anglaise à Vienne.

f) Hôpital Impératrice-Elisabeth pour les employés de l'Etat.
(Baden, Valeriestrasse 12 à 16.)

Cette institution a été fondée par la société philanthropique de la Croix d'Or, Vienne, I, Herrengasse 11. Elle offre gratuitement à 19 malades le logement et le traitement médical ou thermal dans les bains de Baden et de Gutenbrunn. Petite taxe à payer pour le service et le blanchissage. Médecin : Dr. Ch. Dürr, ancien médecin de l'état-major, Baden, Neugasse 30. — Parmi les employés qui demandent à être admis, ceux des rangs inférieurs ont le droit d'être choisis les premiers.

Cet établissement reste ouvert pendant toute l'année.

g) Service volontaire d'Ambulance et de Secours aux blessés.
(Baden, Grabengasse 27, Téléphone 42.)

Ce sont les Sapeurs-Pompiers de Baden qui ont détaché un corps spécial et l'ont richement doté et savamment

équipé pour ce service d'ambulance et de sauvetage, qui
est fait avec une exactitude et une vitesse sans reproche
sous la direction du Dr. F. Trenner, Médecin en chef,
Rathhausgasse 7, téléphone 53. Pour donner une idée
de l'utilité de ce corps, notons qu'il est intervenu dans
321 accidents dans les années 1899 et 1900.

Établissements publics de Bains.

a) Établissement hydrothérapique du Curpark.

Depuis sa fondation en 1876 cet établissement est
dirigé par le Dr. S. Taub à Vienne IX/3, Mariannengasse 13,
et à Baden, Renngasse 13. Il est ouvert du 15 mai au
30 septembre et possède tous les aménagements nécessaires
aux différentes méthodes du traitement hydriatique. Les
malades n'y sont point logés.

b) Établissement de Bains d'Helenenthal.

(Hôtel et Pension Ch. Sacher.)
(Weikersdorf, téléphone 1.)

Cet établissement, situé dans le ravissant Val d'Hélène,
est à quinze minutes de Baden par le tramway électrique
de Rauhenstein. Dans son voisinage se trouvent les ruines
du château féodal du même nom, ainsi que celles de
Rauheneck et le château de Weilbourg, actuellement la
résidence d'été de plusieurs membres de la famille impériale et royale. Le bâtiment principal, les dépendances
et pavillons contiennent les aménagements nécessaires aux
procédés hydriatiques et aux bains médicamenteux, un salon
pour gymnastique hygiénique et médicale, des salles d'inhalation, d'électrothérapie et de massage, un grand Cursaal
avec véranda à l'entresol, et dans la dépendance du

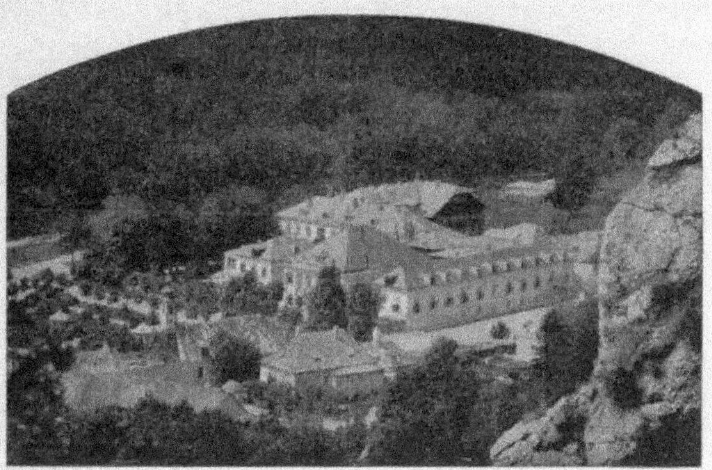

Établissement d'Helenenthal.

«Franzhof» une salle de conversation et de musique et les salles de lecture et de jeu.

Médecin dirigeant: D^r· Charles Schwarz, Commandeur de l'Ordre du Soleil et du Lion de Perse, Baden, 21 Hauptplatz (Grande place), téléphone 79.

c) Maison de Santé et Établissement de Bains de Gutenbrunn.

(Téléphone 67.)

A la place du vieux château de Gutenbrunn et de ses dépendances s'élève depuis peu un établissement qui a su déjà se faire un nom en Autriche et à l'étranger.

En le créant, son propriétaire a poursuivi un double but: il a voulu d'une part y centraliser les diverses méthodes physiatriques de la médecine moderne, et d'autre party rassembler tous les procédés curatifs capables de compléter le traitement thermal, particulièrement dans les maladies des organes de locomotion et du système nerveux. Ainsi cet établissement profitera de sa situation au centre des bains de Baden, et notre ville, en échange, de la présence d'une institution aussi parfaite.

Vu les dimensions restreintes de ce petit livre, nous devons renoncer à une description détaillée de la grandiose organisation de cet établissement, où peuvent être mis en oeuvre tous les procédés du traitement hydriatique, de la mécanothérapie, des cures d'inhalation de toute sorte, de l'électrothérapie, du régime hygiéno-diététique, bref de l'ensemble des méthodes curatives en usage dans la médecine moderne.

Quiconque voudra par ses propres yeux connaître cet établissement vraiment unique en Europe est invité par la direction à y venir et à l'examiner avec une entière liberté. Une publication illustrée fournissant tous les renseignements désirés est envoyée à quiconque s'y intéresse. Notons seulement, pour nos lecteurs, que plusieurs médecins, choisis parmi les plus éminents représentants de la science médicale, sont attachés à l'établissement, que les garde-malades sont un corps d'élite, le logement et la nourriture dignes d'une maison de premier ordre. Le grand parc du château aux arbres centenaires, les salles de lecture, de musique, de conversation et de jeu, la bibliothèque, le Lawn-Tennis, le jeu du croquet, la salle de tir, le promenoir couvert: tel est le décor élégant où se déroule la vie amimée, insouciante et pleine d'imprévu de Gutenbrunn.

Un fait indiquera aux étrangers la place unique qu'occupe en Autriche cet établissement: Sa Majesté l'Empereur François-Joseph Ier l'a honoré de sa visite le 14 juin 1899.

MOYENS DE COMMUNICATION.
HÔTELS ET PENSIONS.
PLAISIRS. — SPORTS.

. . . . . Je suis venue à Baden me distraire.
C'est bien. Tout près de Vienne. Une heure . . .
Edm. Rostand: L'Aiglon (Acte Ier, Scène Ière).

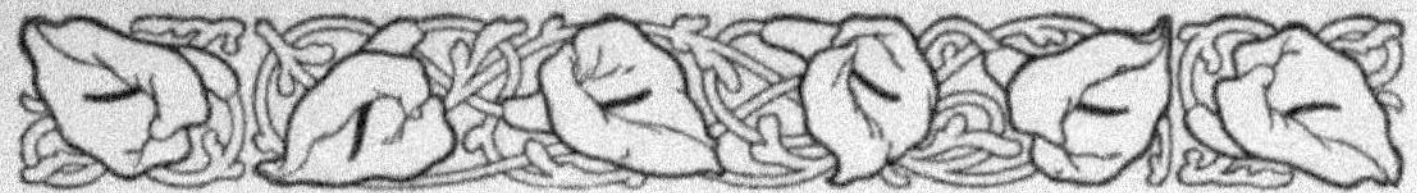

Moyens de Communication.
Hôtels et Pensions.

La ville de Baden avec ses jardins, ses rues et ses maisons se déploie en éventail autour de la gare du chemin de fer du Sud (120 trains par jour dans la semaine, davantage les dimanches et fêtes et les jours de courses).

On peut aller à Vienne en 35 minutes. L'étranger demeurant à Baden est donc en état de participer au mouvement et aux plaisirs de la capitale. Ainsi, passer la soirée à l'opéra de Vienne n'empêche point de revenir à Baden dans la même nuit. On sait qu'en Autriche les spectacles commencent généralement à sept heures et finissent vers les dix heures. En prenant à Vienne le train de onze heures, on échange donc de nouveau la métropole contre la villégiature : après s'être endormi au souvenir d'une de ces auditions hors ligne du théâtre impérial, on peut se réveiller au chant des oiseaux ; et le matin, en ouvrant la croisée pour laisser pénétrer l'air des montagnes, on se sentira à coup sûr bien mieux rafraîchi que si l'on avait passé la nuit dans quelque hôtel de la capitale.

On peut également entreprendre de Baden en un seul jour une excursion au col du Semmering, voire même à la cime pittoresque du Schneeberg ; un train du matin conduit le touriste à l'un ou l'autre de ces buts de promenade, à travers des sites accidentés et pleins d'intérêt. S'étant reposé et rafraîchi dans un des excellents hôtels qui se sont bâtis dans ces lieux élevés, le voyageur peut être de retour le soir même à Baden.

Inutile de chercher à la descente du train un omnibus d'hôtel. Ce n'est guère l'usage en Autriche. D'ailleurs les trains arrivant à Baden sont trop nombreux pour pouvoir

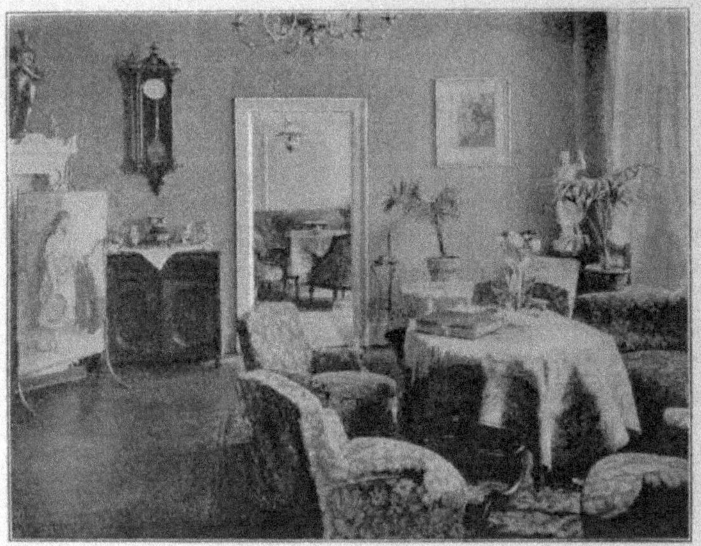

Herzogshof: Une chambre.

être desservis, et beaucoup de moyens de communication sont à la disposition des voyageurs: Tramways électriques, fiacres à 1 et à 2 chevaux, et jusqu'à des automobiles publics.

Tarif des fiacres (à caoutchoucs pneumatiques): Dans la ville:

A 2 chevaux: 2 Fr. — sans bagages.

2 » 50 avec »

A 1 cheval: 1 Fr. — sans bagages
               1 »   40 avec   »
Dans les environs, par ex. au Val d'Hélène:
A 2 chevaux: 3 Fr. — sans bagages.
               3 »   60 avec   »
A 1 cheval: 1 »   80 sans   »
               2 »   20 avec   »

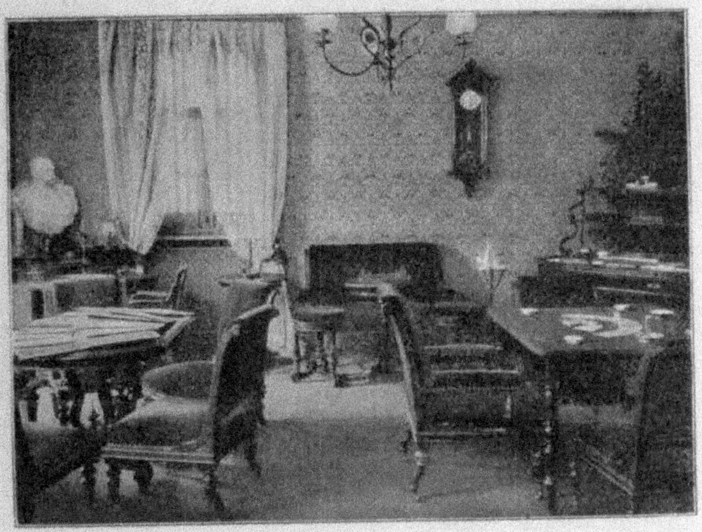

{Herzogshof: Salle de Lecture et de Jeu.

Pendant la nuit, le prix est augmenté de la moitié.
Pour les courses longues et compliquées, il sera bon de
s'entendre à l'avance sur le prix avec le cocher, tout en
exigeant de lui qu'il produise le tarif officiel maximum.

Le tramway électrique fonctionne toute l'année et
mène dans deux directions opposées: à droite de la gare,
il forme la ligne de ceinture et conduit au théâtre, à la
grande place, au parc de la ville, au Curhaus, aux bains

et hôtels, et se relie dans la Neugasse à la ligne principale du tramway d'Helenenthal (prix du trajet 0·12). A gauche de la gare, la ligne directe du Val d'Hélène peut servir pour aller dans les environs, au Val d'Hélène et à Vöslau. En prenant à la station Doblhoff de la ligne principale l'embranchement de Vöslau, on arrive dans cette petite ville en quinze minutes.

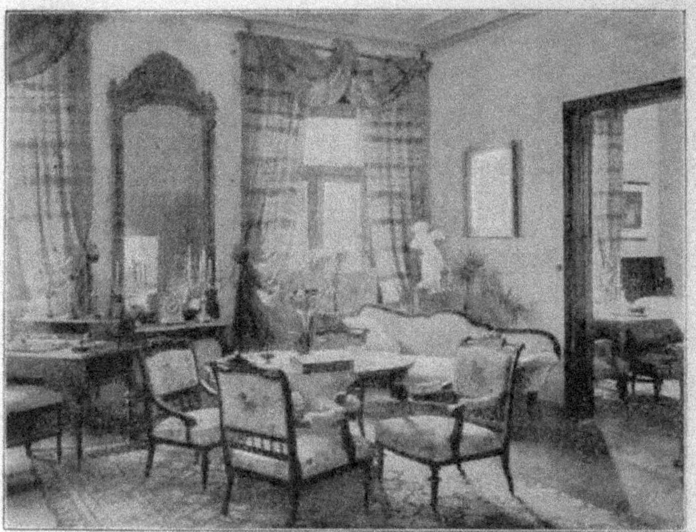

Theresienhof: Une chambre.

La troisième ligne électrique part du viaduc de la route de Leesdorf et conduit aux stations de la Rennplatz (place des courses), de Tribuswinkel, Traiskirchen, Guntramsdorf, Mödling-Laxenburg, Wiener-Neudorf, Inzersdorf, Meidling, Matzleinsdorf. Elle est appelée à devenir bientôt une seconde ligne de communication directe entre Baden et le centre de Vienne. Des diligences conduisent régulièrement, chaque jour et même pendant l'hiver, de la gare de Baden aux stations de Kraïnerhütte, Heiligenkreuz, Mayerling et jusqu'à Alland et à son grandiose Hospice climatérique.

De même que les moyens de communication, les hôtels, les pensions et les appartements privés mis à la disposition des baigneurs répondent aux exigences du luxe moderne. Plus encore que l'élégance, les étrangers trouveront ici le véritable confort, que les habitants de Baden, avec un don presque inné et une ingéniosité développée par une longue expérience, savent offrir à leurs hôtes. Une preuve de l'excellente organisation de nos hôtels, c'est qu'ils sont visités par des souverains, des personalités princières, par les membres les plus distingués de l'aristocratie, du monde financier et en général par la société la plus choisie de l'Autriche et de l'étranger.

Des hôtels de tout rang sont dispersés dans la ville d'eaux et ses environs, mais particulièrement au centre de Baden, tout auprès des établissements de bains; ces derniers sont installés spécialement en vue des cures d'hiver.

Nous rappelons à ce propos les établissements de bains de grand style dont nous avons déjà parlé, comme l'établissement Sacher et celui de Gutenbrunn.

Parmi les hôtels qui permettent aux baigneurs de se rendre au bain sans traverser la rue, citons l'hôtel de l'Arbre Vert (propriétaire C. Sukfüll) et le Herzogshof (propriété de la ville) qui tous deux sont ouverts toute l'année et qui malgré leur confort renommé ont des prix très modérés. En terminant la revue des logements qui s'offrent à Baden aux étrangers, nous n'avons garde d'oublier et de recommander les nombreux hôtels garnis, les pensions publiques, les villas et la grande quantité des maisons privées offertes en location au baigneurs, et dont beaucoup possèdent de vastes jardins et même des écuries.

L'approvisionnement du marché de Baden se fait par Vienne et ne laisse rien à désirer quant à l'excellence des denrées et à la modicité des prix, de sorte que l'étranger peut vivre à Baden relativement bon marché.

En dehors des hôtels on peut trouver à Baden un grand nombre de restaurants de toute grandeur pourvus de jardins ravissants et répartis dans toute la ville.

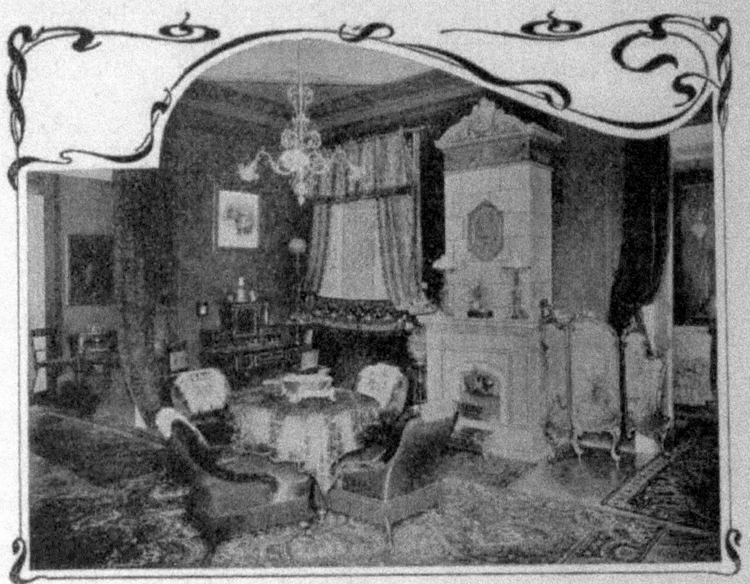

Hôtel de l'Arbre Vert: Une chambre.

Le «dîner à prix fixe», la «carte viennoise», la «pension», la «table d'hôte» sont usités ici comme dans toute ville d'eaux. La cuisine est adaptée au traitement médical et tient le milieu entre la bonne cuisine française et celle de Vienne. Des restaurants spéciaux (cuisine du rite juif) se trouvent aussi à Baden.

De grands et beaux cafés, de bonnes pâtisseries sont placés aux points les plus fréquentés de la ville et offrent aux hôtes des bains d'agréables lieux de réunion.

La situation abritée de Baden favorise la culture des arbres fruitiers et particulièrement celle de la vigne. Le raisin de Baden est reconnu pour le plus savoureux et le plus parfumé de tous les raisins de table après celui de Fontainebleau. Il est employé comme moyen curatif dans un régime spécial diététique et fait l'objet d'un commerce très actif. C'est par milliers que se comptent les paniers

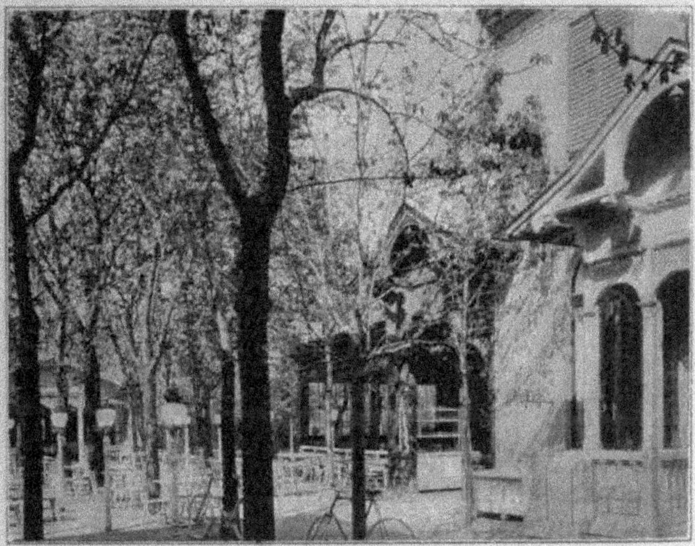

Hôtel de la Belle Bergère: Jardin de l'Hôtel.

de raisins que notre ville expédie dans toutes les directions, principalement en Russie. Les vins blancs produits par les vignes de Baden ont un bouquet des plus fins et rappellent, lorsqu'ils sont nouveaux, les vins de la Moselle; les rouges font penser au bourgogne.

Nous appelons aussi l'attention des étrangers sur une spécialité locale qui n'est point pour eux dénuée d'intérêt, à savoir les débits de vin nouveau dans les maisons mêmes des cultivateurs («Weinhauer»). Ces maisons sont reconnaissables à une perche passée par la lucarne du toit et au bout de laquelle se balance, bien au milieu de la rue, un bouchon de paille — enseigne primitive qui ne manque pas d'attirer les amateurs de ces vins de Baden, nouveaux pour la plupart, mais bons et absolument naturels.

Ainsi, cette vieille ville de Baden a conservé quelques-uns des côtés aimables de la bonne vie tranquille de province. Mais la métropole est à ses portes. Et la douce sensation de n'en être pas trop éloigné prête aux promenades dans les forêts et sur les hauteurs environnantes un charme tout particulier. Il a été reconnu que cette sorte de vie champêtre a une influence singulièrement bienfaisante sur le système nerveux des malades et des convalescents, surtout de ceux-là qui sont accoutumés à la vie des grandes villes et qui n'en sauraient fuir les ennuis et les dangers sans en regretter les agréments.

Plaisirs. — Sports.

Pour rendre une cure d'eaux vraiment efficace, il est de la plus haute importance pour le malade et le convalescent de se distraire souvent et de divertir son esprit autant que possible. Les moyens d'oublier l'ennui et les souffrances ne font pas défaut à Baden.

Les **concerts** que l'excellent orchestre de la ville donne au Curpark, trois fois par jour, sous la direction de son éminent chef d'orchestre, M. Charles Komzák, sont très goûtés par le monde des baigneurs. Pendant les journées pluvieuses, on joue dans la grande salle du Curhaus. C'est là aussi que les concerts symphoniques réunissent les amateurs de la grande musique classique.

Les salles de conversation, de lecture, de jeu, le restaurant et le café du Curhaus sont à toutes les heures de la journée d'agréables lieux de réunion.

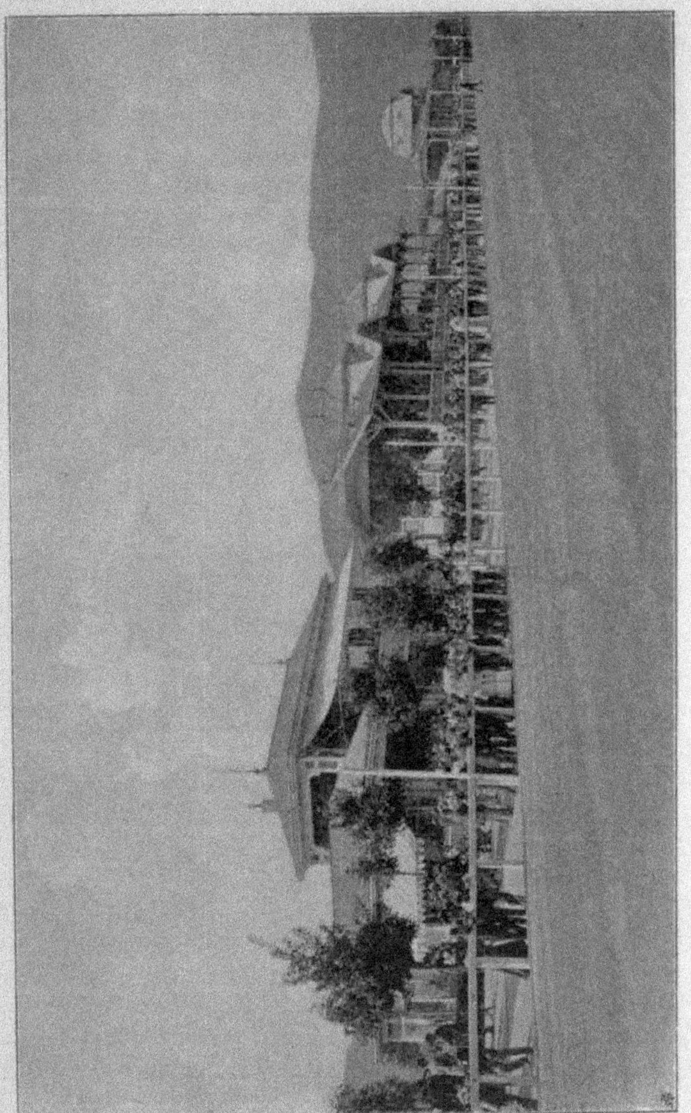

Champ de Courses du Trabrennverein de Baden: Pavillons des Spectateurs.

Les représentations théâtrales — dans l'Arène du Curpark, lorsque le temps est beau, autrement au théâtre de la ville —, les fêtes du parc, la kermesse et le tombola, les bals du Cursaal, les concerts des artistes en tournée, les promenades et excursions dans les environs: voilà de quoi varier à l'infini le programme des plaisirs qui rendent agréable un séjour à Baden.

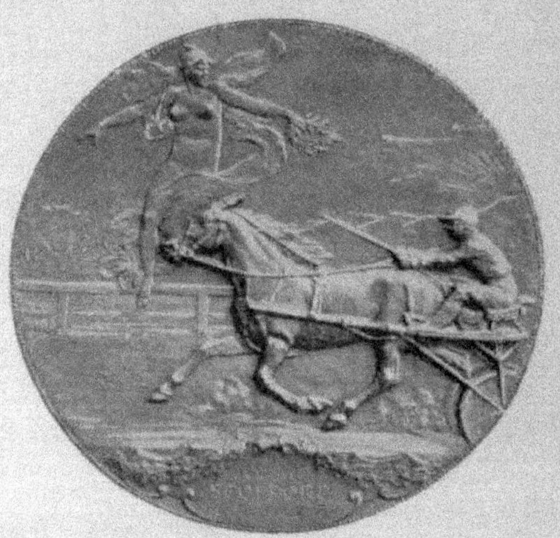

Les **Courses au Trot** arrangées par le Trabrenn-verein de Baden font évènement dans le monde sportif. La piste de Baden est rigoureusement première classe; elle peut être nommée la plus rapide de l'Europe. Rappelons que le dernier record européen pour le cheval attelé ($2'08''$ $^2/_5$) a été fait en 1899 sur la piste de Baden. Le prix de 40.000 Fr. (prix du Prince Solms) le plus considérable qui, sur notre continent, ait été offert aux trotteurs, est également disputé à Baden. Remarquable aussi le Championship de l'Europe, ouvert aux chevaux de toutes les nations.

Les **Courses de Kottingbrunn** (courses plates) arrangées par le Jokeyclub de Vienne peuvent aussi être mentionnées parmi les plaisirs qui sont à la portée du baigneur de Baden. Car le champ des courses est à huit minutes de Baden, Kottingbrunn étant une station du

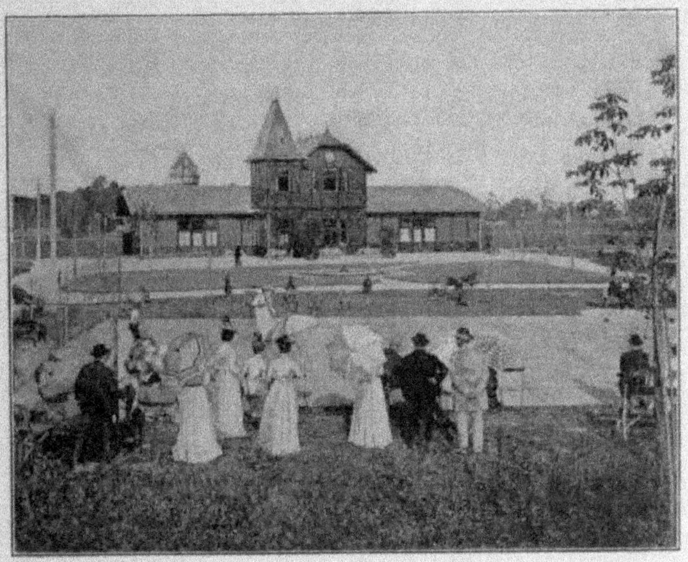

Société Sportive Internationale.

chemin de fer du Sud. Le public de ces fêtes sportives est naturellement international et de la plus haute distinction.

Le «**Reiterbund**» (société des cavaliers) de Baden, dont les bureaux, écuries etc. sont dans la Vöslauerstrasse, met à la disposition du cavalier ses chevaux de louage pour les excursions dans l'excellent terrain des environs de Baden.

Un **Club des Automobilistes** s'occupe du développement de ce genre de locomotion tout récemment mis en vogue.

La **Société Sportive Internationale** («Internationaler Sportplatz») de Baden (protecteur: le Prince A. Solms-Braunfels) veut offrir aux amateurs des jeux sur pelouse et des exercices corporels les emplacements où ces sports peuvent être méthodiquement pratiqués. Son programme comprend en vérité tout le domaine de l'athlétique légère. La société possède tout près de la gare un vaste terrain qui fut aménagé dans ce but. Le sportsman trouve là douze places première classe pour le jeu du L a w n-T e n n i s, quelques-unes pour le c r o q u e t et d'autres pour le jeu de B a d m i n t o n, deux grandes places pour le f o o t b a l l, une c a r r i è r e, une p i s t e p o u r l e v é l o etc.; il trouve au Clubhaus des vestiaires et un buffet.

Les concours d'amateurs, les matchs de football, les tournois de Lawn-Tennis animent la saison. En 1900, première année de son existence, la société a arrangé un Tournoi International de Lawn-Tennis (prix de la ville de Baden 1000 *Fr.*) qui réussit à merveille et fit espérer pour la jeune institution un avenir des plus brillants.

PROMENADES ET EXCURSIONS.

Quelle scène plus ravissante
Peut, en effet, flatter les sens
Mieux que la scène que présente
Bade et ses environs charmants.

Ô Romantique Sainte-Hélène,
Toi dont les bois sont toujours verts ;
Tes grands monts, ta petite plaine,
Offrent mille agréments divers.

Bizzon : Stances.

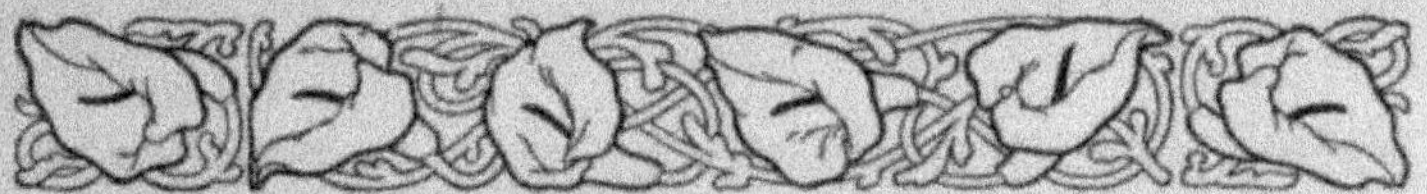

Promenade à travers la ville.

Voulant connaître la ville, nous partons naturellement de la Grande place (Hauptplatz). Nous l'appelons «grande» à cause de sa situation centrale et malgré ses dimensions assez modestes. Bien au milieu de cette place de forme triangulaire s'élève la Colonne de la Trinité, édifiée en commémoration de la peste de 1713 par le sculpteur Stanetti et d'après les dessins du peintre Altomonte. Une fontaine publique appelée «Ferdinandsbrunnen» est pratiquée dans son socle; elle fournit, comme toutes les fontaines de Baden, l'eau de source si excellente de l'aqueduc de Vienne. Non loin de là s'élève l'Hôtel de Ville qui contient les bureaux de l'administration communale et de la Commission des bains, ceux de la justice de district et de la perception des impôts; c'est là que sont les Archives de la Ville, ouvertes au public tous les dimanches de dix heures à midi, et dont l'éminent directeur est M. Hermann Rollett, poète bien connu et historien de mérite.

La grande place communique, par la Wassergasse et son embranchement, la Bahngasse, avec la gare du chemin de fer du Sud. Une petite rue courte et étroite, la Frauengasse, nous conduit à la Neugasse en passant devant l'église de l'ancien Couvent des Augustins où en 1697 l'électeur Frédéric-Auguste de Saxe se convertit au catholicisme. Si nous suivons une troisième rue, la Rathhaus-

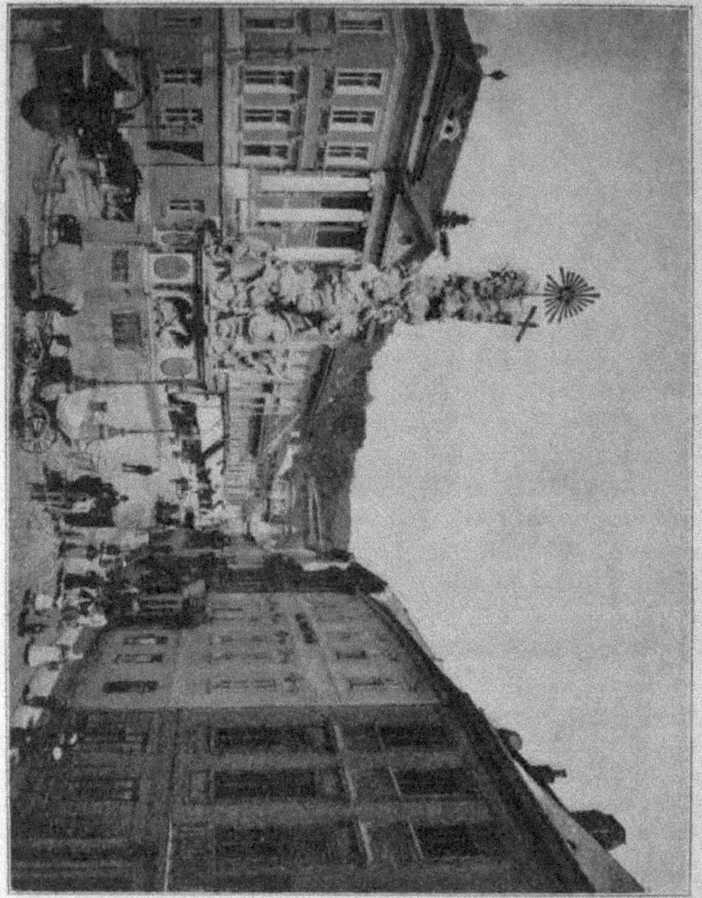

Grande Place.

gasse, partant de près de l'Hôtel de Ville, nous passons devant la maison de Beethoven (voir l'Introduction historique) et arrivons à l'Alleegasse, à la Heiligenkreuzer-strasse (ancien hôpital civil) et au Leopoldplatz.

Ce large square est très animé dans les heures de la matinée, quand il sert de marché aux fruits et aux légumes.

Au fond de la place s'élève la façade du Leopoldsbad; derrière ce bain nous découvrons une place aménagée pour le Lawn-Tennis et ouverte au public par la ville; tout près, l'entrée de l'établissement de Gutenbrunn; un peu à droite, la «Mineral-Bade- und Schwimm-anstalt».

En suivant l'Alleegasse vers le nord, nous entrons, après avoir traversé la Bergstrasse et la Renngasse, dans la Franzensstrasse. Ici, l'imposant édifice du Curhaus frappe nos yeux; nous en parlerons plus tard avec plus de loisir. Pour le moment, continuons notre promenade dans la Franzensstrasse, longeons la grille du Curpark, passons le Theresienbad, le Herzogsbad et l'Antonsbad, et nous verrons s'ouvrir à notre droite la Place du Théâtre avec le Théâtre de la Ville. La maison tout à côté, qui est en communication avec le théâtre, s'appelle la Redoute. Son premier étage contient une grande salle et plusieurs salons qui ont jadis servi de rendez-vous à la mode et de lieu de plaisir à la société élégante de Baden: c'est là qu'ont dansé nos pères. La salle de bal a depuis été transformée en musée; le plus austère silence règne maintenant dans un lieu qui a retenti du bruit des fêtes; les momies égyptiennes remplacent les belles valseuses d'autrefois. — Les collections très intéressantes du Dr A. F. Rollet (mort en 1842), qui avaient été léguées à la ville de Baden par les héritiers de cet éminent médecin, ont été exposées depuis dans la grande salle de la Redoute par son fils, M. Hermann Rollett, archiviste de la ville et conservateur du musée. Complété et enrichi par ce dernier, le «Musée Rollett» vaut bien la visite de l'étranger.

Le rez-de-chaussée de la Redoute contient le restaurant du théâtre et un café. Tout à côté s'élève la grande école primaire et primaire supérieure qui occupe toute la longueur de la place de l'Église. Redoute et école se trouvent à la

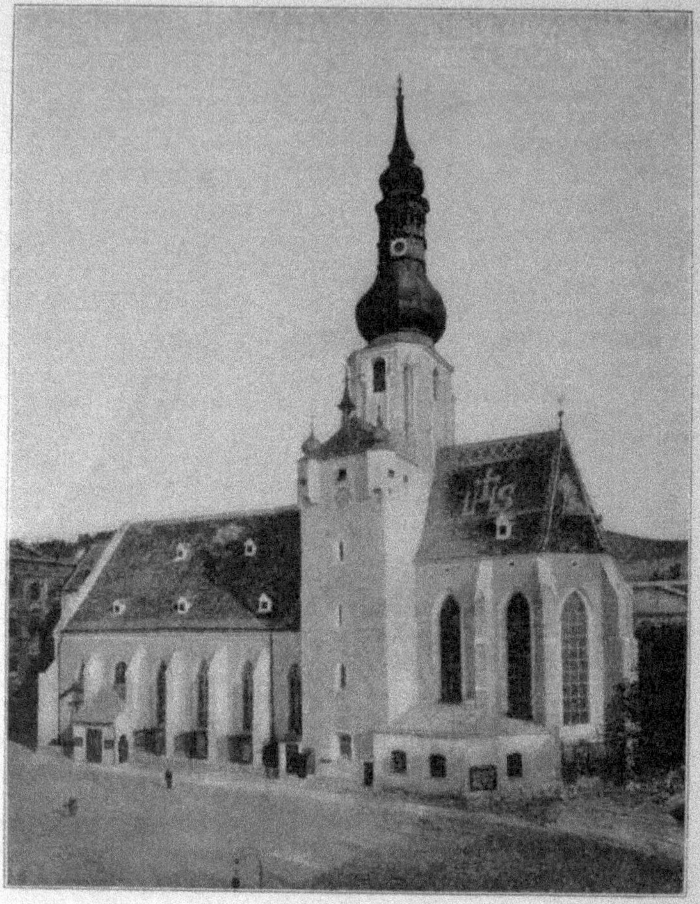

Eglise Paroissiale.

place de l'ancien château fort de Baden, où François de Haag qui s'en était emparé par violence et s'en servait comme de fort et de retraite pour exercer ses pillages et dévastations, fut fait prisonnier en 1466 sur l'ordre de l'empereur Frédéric III: on le pendit à la pointe du Hühnerberg.

Devant l'école, se dresse la masse imposante de
l'Église paroissiale. Bâtie au quinzième siècle dans
le style gothique, elle a été malheureusement défigurée par
des constructions postérieures. Il est vrai que l'intérieur a
été restauré et embelli par le chanoine honoraire et diacre
Jean Iby. Du haut de la tour puissante de 67 *m* de hauteur
on a une vue magnifique. La grosse horloge munie de
quatre cadrans opaques et d'un grand cadran transparent
est un chef — d'oeuvre de l'horlogerie moderne. Détails
intéressants, le remontage est automatique, la grande aiguille
avance d'une minute à la fois, l'éclairage électrique du
cadran se fait au moyen d'un commutateur automatique.

En face de l'église est la c u r e, dont le petit jardin
est au niveau de l'ancien fossé de la ville.

De la place paroissiale divergent plusieurs rues : à
l'ouest, la P f a r r g a s s e, une des principales artères de
la ville qui conduit à la Grande place en passant à côté
du «Melkerhof», — au sud, l'A n t o n s g a s s e qui rejoint
la Valeriestrasse (Cercle Catholique des Artisans, Maison
de Santé des Fonctionnaires), la Neugasse et la Hildegardgasse (Hôpital des Enfants Scrofuleux), chemin de la gare,
— à l'est, l'A n t o n s g a s s e où se trouve la préfecture
impériale et qui mène aux Boldrinigasse, Wienerstrasse,
Mühlgasse et à la Palffygasse, autre chemin de la gare.

En suivant la Franzenstrasse, nous arrivons à l'é g l i s e
d u c u l t e é v a n g é l i q u e, bâtie en 1887 par l'architecte
de la ville A. Breyer. Avec ses lignes sobres et sa flèche
élégante, elle termine agréablement la rue. A côté se trouve
la maison du pasteur. Laissons à gauche la Germergasse
et le quartier neuf de la Gumpoldskirchnerstrasse et des
rues adjacentes, et suivons la voie du tramway de ceinture ;
elle nous mène à la W i l h e l m s t r a s s e, rue bordée de
villas d'où l'on aperçoit au premier angle le nouveau
L y c é e F r a n ç o i s - J o s e p h. Cette école monumentale est
admirablement organisée pour l'éducation et l'instruction

de la jeunesse et contient en particulier une grande salle des fêtes, une salle modèle de gymnastique et de vastes emplacements de jeux.

Retournés à la Wilhelmstrasse, nous voyons devant nous, après avoir traversé la Mühlgasse et la Wörthgasse, les puissants arcs du viaduc du chemin de fer du sud. Au delà s'étendent les faubourgs de Leesdorf et de Vestenrohr, qui sont réunis à la ville et forment pour ainsi dire sa banlieue. Arrivés à la gare, nous trouvons à notre droite

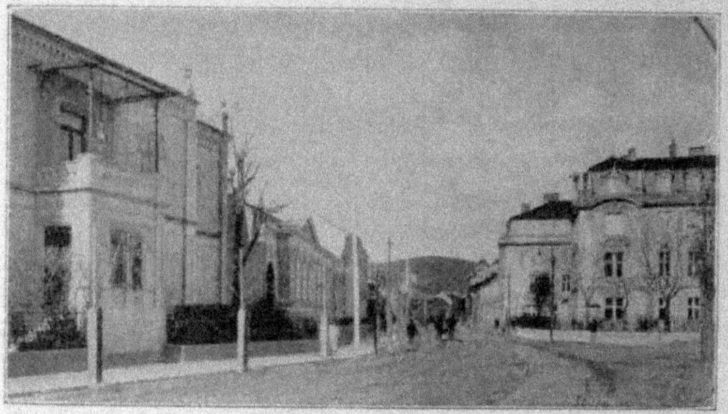

Place de la Gare.

un parc (petit buste de l'empereur régnant) dont nous traversons les larges allées bien tenues pour arriver au Central-Hôtel et à l'entrée de la Neugasse. Ici nous rejoignons la voie du tramway électrique de Vöslau et du Val d'Hélène (ligne de Rauhenstein). Par le Pont Raïner nous pourrions passer dans la commune voisine de Weikersdorf. Mais nous suivons la Neugasse pour atteindre, en cinq minutes, le grand carrefour du Pont François-Joseph. Ce pont nous donnerait une deuxième fois l'occasion de nous rendre à Weikersdorf (Vöslauerstrasse, Hôpital militaire, Weilbourg-

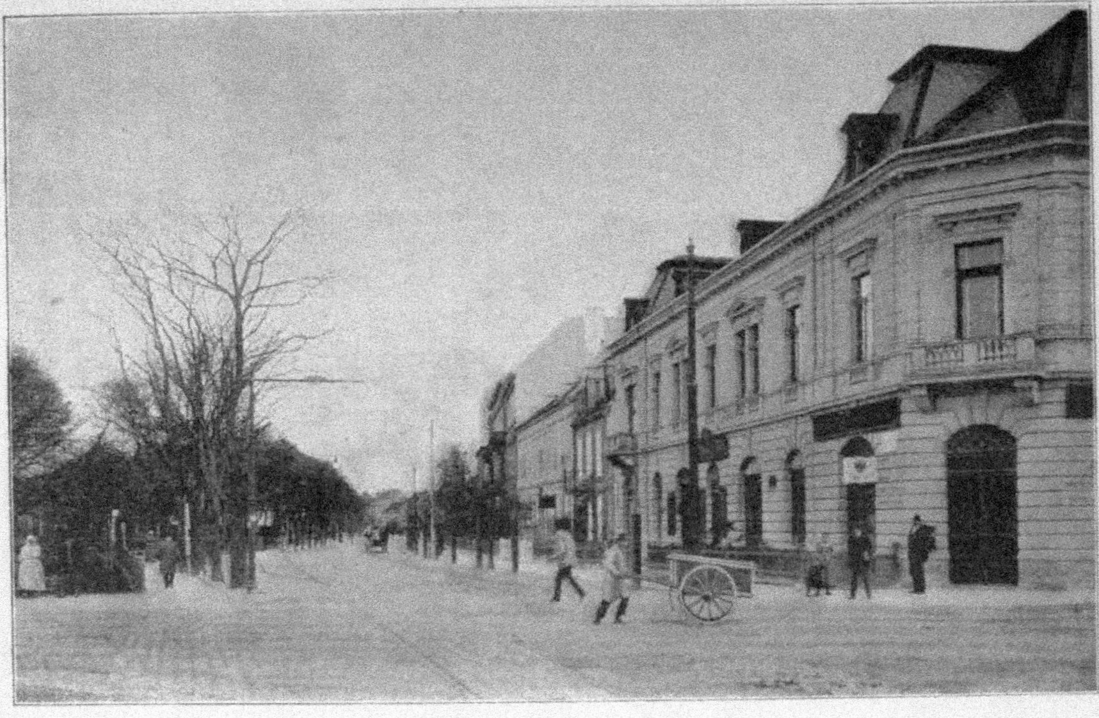

Neugasse (Rue Neuve).

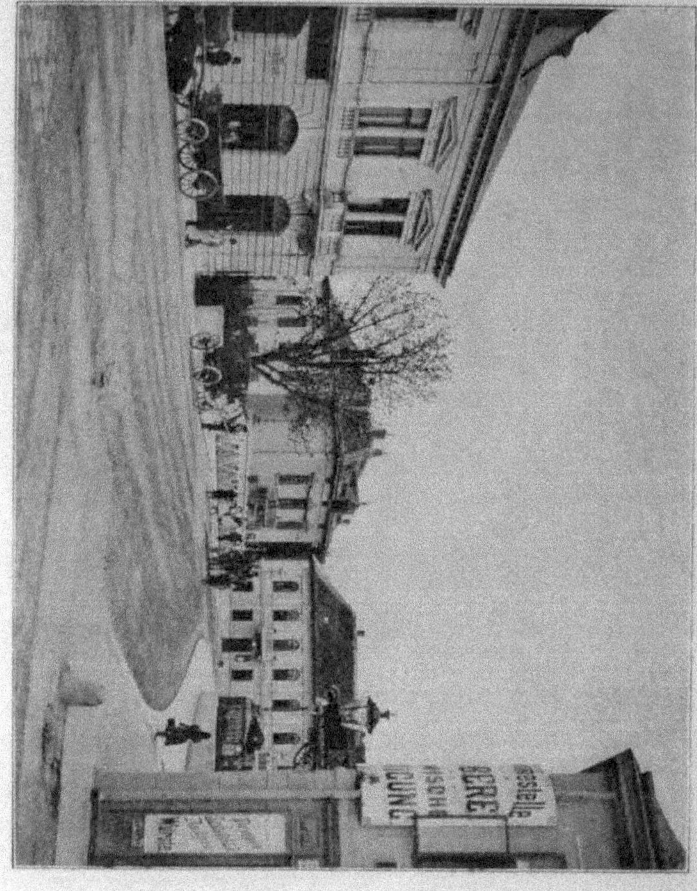

Pont François-Joseph.

strasse, Sauerhof). Continuons pourtant à suivre la direction
prise dans la Neugasse: elle nous fait passer bientôt dans
la Gutenbrunnerstrasse (Maison de Santé et Établissement
de Bains de Gutenbrunn) et dans la Helenenstrasse (Tramway électrique de Soos-Vöslau, parc magnifique du château
de Doblhoff, étang, école de natation, canotage).

Terminons ici notre première ronde dans la ville et retournons à son centre en regagnant d'abord le carrefour du Pont François-Joseph, puis en prenant la direction du Josefsbad et du Frauen- et Carolinenbad. De là, une rue étroite, la Frauengasse, nous reconduit à la Grande place, d'où nous étions partis.

Le Curpark et les Promenades du Mont Calvaire.

Nous avons déjà vu la ville, nous avons parcouru ces rues et ces places dont la bonne tenue et l'excessive propreté ont dû nous frapper. Voyons maintenant le Parc de la Ville ou Curpark. En passant de la grande place à la Theresiengasse (Herzogshof, Bain du Duc et Bain d'Antoine, Hôtel garni, cure d'hiver), nous atteignons la grille et l'entrée principale du Curpark. Ses larges allées plantées de vieux marronniers ombreux et montant doucement vers les pentes du Mont Calvaire sont le rendez-vous favori des baigneurs. On s'y asseoit sur un de ses innombrables bancs, si l'on ne préfère pas se mêler à la foule des promeneurs ; les amateurs de la bonne musique se groupent autour du pavillon de musique, où trois fois par jour un orchestre de premier ordre joue un programme agréablement varié. Le soir surtout, lorsque le parc splendidement illuminé est rempli d'une foule élégante qui flâne, écoute, cause, flirte et rit, le charme de ces réunions dans l'air tiède d'été est indicible. — M. Charles Komzák, ancien chef de musique dans l'armée, compositeur éminent, chevalier d'un grand nombre d'ordres, Officier de l'académie des beaux arts de Paris, dirige l'orchestre. On sait quelle influence la musique peut avoir sur les nerfs ; elle adoucit les maux de ceux qui souffrent, elle est souvent la seule jouissance

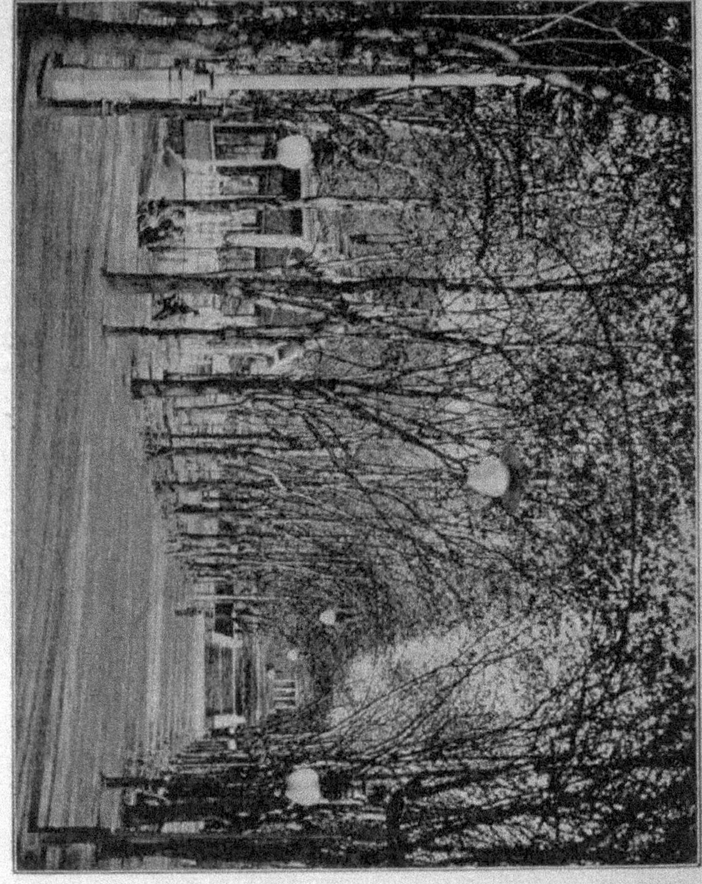

Parc de la Ville (Curpark): Allée Principale.

permise aux convalescents; les heureux, qui ne veulent que se distraire aux eaux, l'appellent leur distraction favorite. C'est pour cela que la ville de Baden offre à ses hôtes les auditions vraiment artistiques des Concerts Komzák.

En face du pavillon de musique il y a un Café, plus loin la Fontaine Strassern (eau de source de l'aqueduc de Vienne) puis la longue façade de l'Établissement de Bains (bains de vapeur, de douche, en baignoire, eau de source non sulfureuse) avec l'Etablissement Hydrothérapique du Dr. Taub. Ici, comme dans d'autres parties du parc, l'art du jardinier a su ingénieusement interrompre la monotonie des allées par des parterres fleuris, ravissants chefs-d'oeuvre d'horticulture. Un peu au-dessus de l'établissement des bains, s'élève le buste de l'empereur Joseph II et un petit observatoire météréologique. Puis viennent les serres et les parties élevées du parc. Là, on est un peu au-dessus du niveau de l'allée centrale, à laquelle on peut descendre par de larges degrés, tandis que, de l'autre côté, on pourrait encore monter vers un petit bâtiment décoratif, le Temple d'Esculape (statue de Melnitzky). Plus loin nous découvrons, caché dans les arbres qui lui font un toit de verdure, le Théâtre d'Été (Arène) où l'on joue la comédie et l'opérette en plein air.

Non loin de là, nous voyons le buste de François Grillparzer, le plus grand des poètes autrichiens. Il aimait Baden d'un amour fidèle ; c'est pourquoi on a placé son buste dans ce parc où il se promenait si souvent.

Tout en visitant ces lieux, rappelons-nous un moment que nous sommes sur le sol d'une ancienne colonie romaine, et qu'à cette même place s'élevaient les constructions de l'ancien «Hypocaustum» (bain de vapeur). La Source Romaine ou Source Origine (Ursprungsquelle) qui avait invité les légions à s'y établir jaillit encore et alimente quelques-uns de nos bains. L'étranger la visite à titre de curiosité ; en descendant à travers les sombres couloirs qui mènent à la source et en voyant ces eaux fumantes sourdre en bouillonnant des fentes du rocher, il a une rare occasion de jeter un coup d'oeil dans les profondeurs secrètes et sur l'oeuvre mystérieuse de la nature.

7*

De la Source Romaine, par un promenoir couvert, où est installé une buvette de l'eau de la Römerquelle, on arrive au Curhaus.

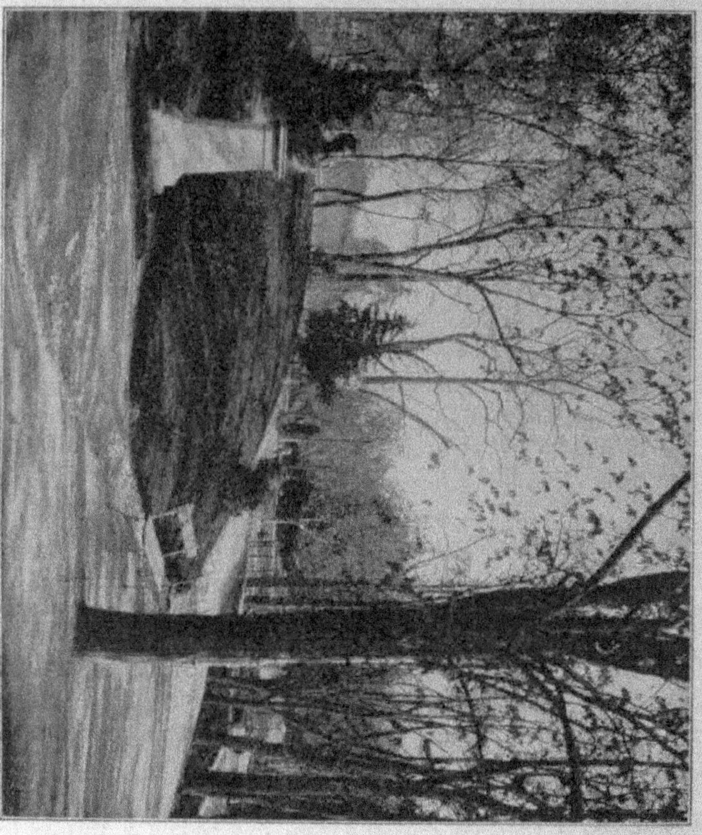

Monument de Grillparzer.

Cet édifice, bâti de 1885 à 1886 sur les plans des architectes Fassbender et Katscher par l'entrepreneur Schumacher de Vienne, est une construction en style Renaissance qui s'élève au-dessus d'une colonnade légère, dont les arcades s'ouvrent sur le parc. Devant cette colonnade s'étend

une large terrasse de 1500 mètres carrés, agrémentée par deux
jets d'eau. C'est là que, dans les soirs d'été, se réunit la joyeuse
foule des baigneurs assis aux nombreuses tables qui gar-
nissent cette terrasse. Une seconde façade du Curhaus,
précédée d'un élégant parterre où jaillit un troisième jet
d'eau, s'ouvre sur la Franzensstrasse. De ce côté, une rampe

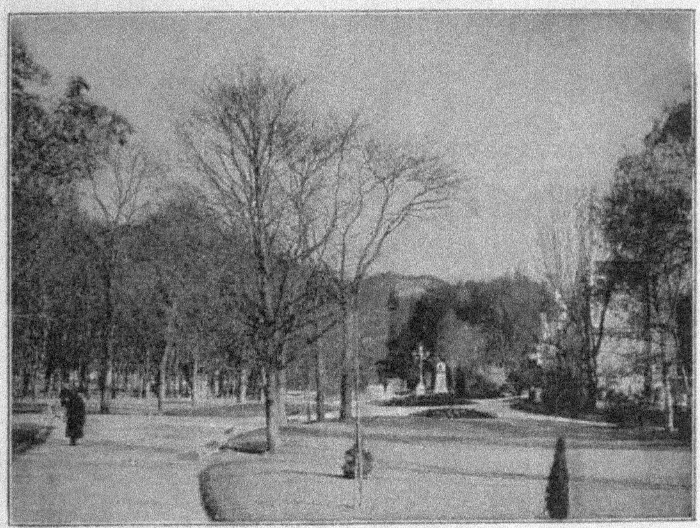

Curparc: Allée Latérale.

monumentale permet aux voitures d'arriver au niveau de
la grande salle. L'entrée principale donne accès dans un
beau vestibule qui communique à droite avec la colonnade
et la terrasse citées plus haut, à gauche avec la salle de
conversation, la salle à manger principale et les cafés, enfin
de chaque côté, par des escaliers, avec la galerie de la
grande salle. En face de l'entrée, de hautes portes conduisent au Cursaal proprement dit, vaste salle de 510 mètres
carrés. Plafond de Zatzka représentant la nymphe des eaux

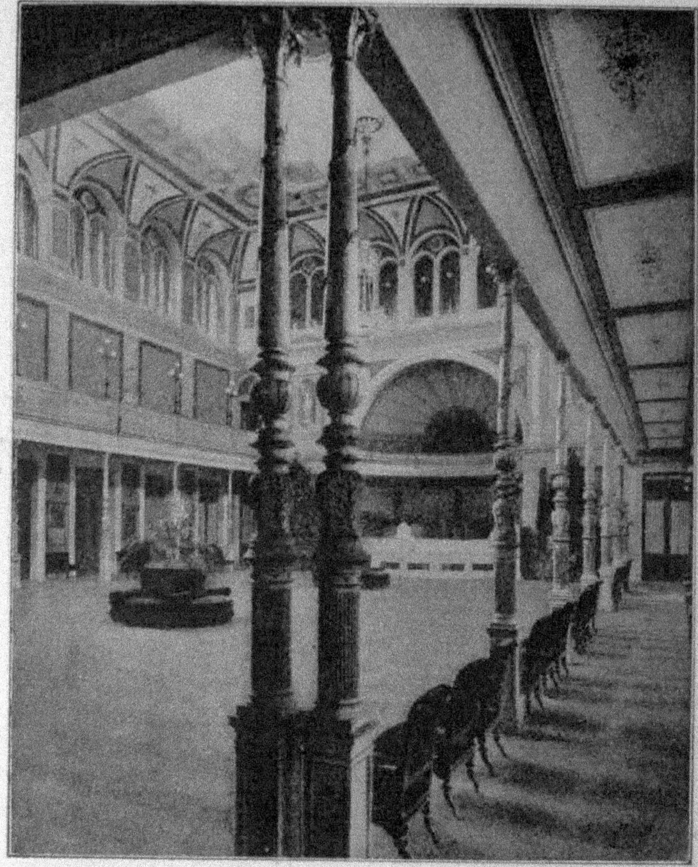

Curhaus: Salle des Fêtes.

de Baden ; aux angles, et du même auteur, les quatre saisons de l'année. Aux jours frais ou pluvieux, les concerts de la musique des bains ont lieu dans cette grande salle, dont toutes les places sont alors prises jusqu'à la dernière chaise. C'est là aussi que sont organisés les bals et les fêtes, brillantes à l'égal de celles du parc.

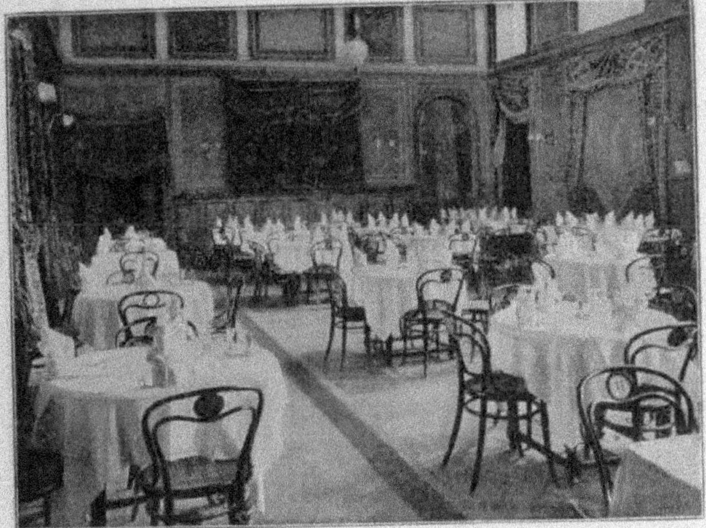

Curhaus: Salle à manger.

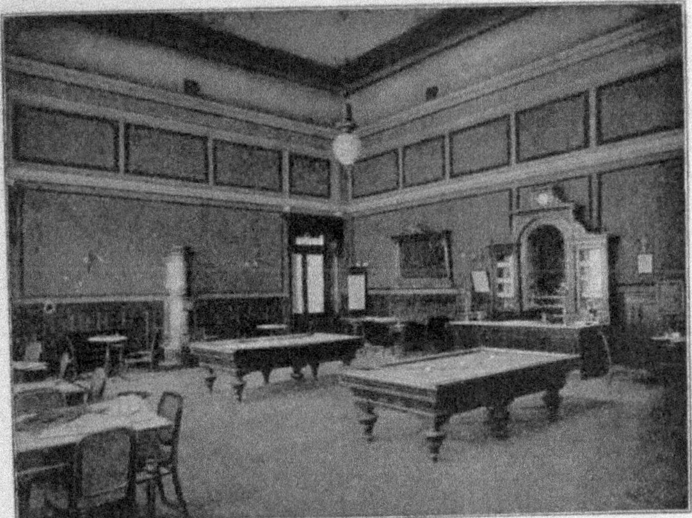

Curhaus: Salle de Billard.

Tout à côté du Cursaal et formant comme une annexe, se trouve la salle commémorative, sur les murs de laquelle sont inscrits les noms des personnes qui ont contribué à la prospérité de notre ville de bains.

Si le beau parc de la ville peut être considéré comme le joyau et la parure de Baden, il n'en est pas moins vrai que les environs immédiats offrent des promenades ravis-

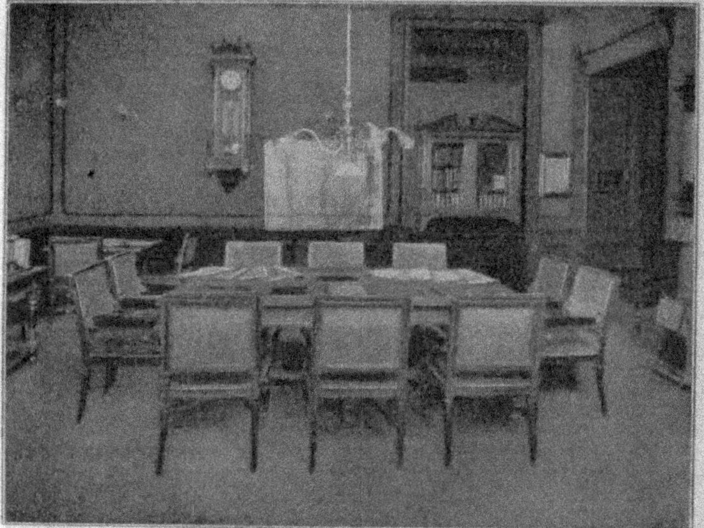

Curhaus: Salle de Lecture.

santes. Derrière le Curpark et le Curhaus mêmes, s'élève la colline du Calvaire, nommée aussi «Hühnerberg» ou «Richtberg», aux pentes pittoresques et charmantes ; là s'entrecroisent et s'enlacent dans tous les sens des sentiers capricieux, qui amènent le promeneur surpris à des lieux solitaires et cachés, comme la «Morizruhe», la grotte d'Antoine, la roche Isolina, — ou, à des endroits découverts d'où la vue s'étend au loin, par ex. au pavillon de

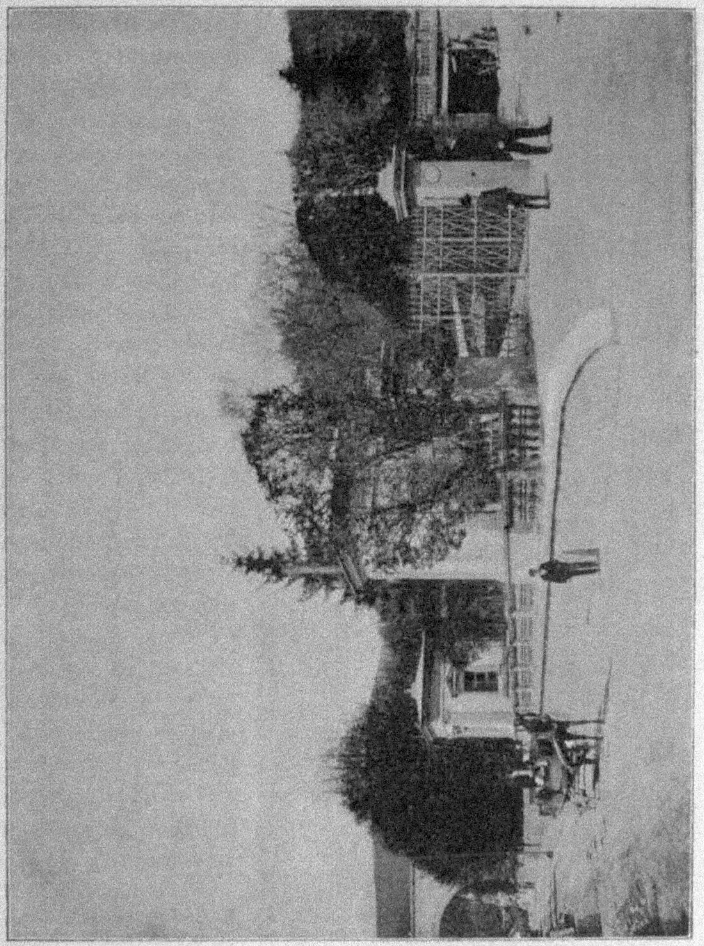

Belle-Vue («Zur schönen Aussicht»), à l'«Annenhöhe» et à la «Dernière Station du chemin de Croix». — Au nord-ouest et à un quart d'heure de la ville, se trouve le «R u d o l f s-h o f» bâti sur une sorte de plateau presque au sommet du Richtberg. De cet hôtel, on jouit d'une vue splendide sur

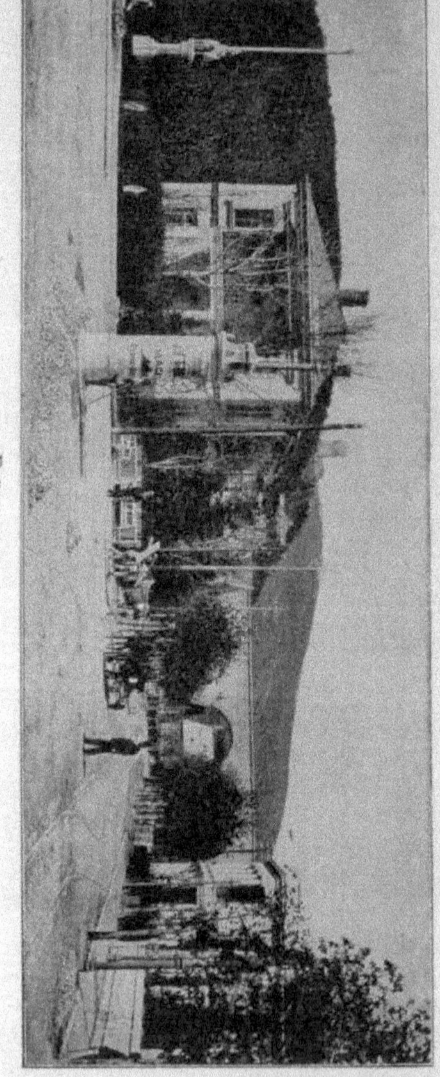

Rainergasse.

toute la contrée environnante ; aussi est-il très fréquenté, et surtout le dimanche en été. De là on peut descendre, soit au parc de la ville par le «Neupark», soit à la Franzensstrasse par la Welzergasse, rue bordée de villas.

Le sommet et les pentes du Mont Calvaire, désolés et nus il n'y a pas longtemps, sont couverts maintenant d'une magnifique végétation. Les merisiers et les accacias qu'on y a plantés sont en pleine prospérité et répandent au moment de la floraison de suaves parfums.

Le merisier fait à Baden l'objet d'une culture très importante ; c'est avec les pousses de cet arbuste que l'on fait les longs tuyaux de pipe à l'écorce brune et au parfum agréable, que l'on expédie dans le monde entier.

Mentionnons encore comme spécialité botanique du nont Calvaire la glaucie, le liseron cantabrique etc.

Le bruit continu et strident, qui s'élève dans les soirs d'été des buissons du Mont Calvaire ainsi que des vignes des collines environnantes, est produit par une espèce de sauterelle aux formes bizarres, particulière aux pays de l'Europe méridionale, la «sauterelle prie-Dieu» (Mantis religiosa).

Du Rudolfshof en quinze minutes, on peut atteindre le frais vallon de la Solitude («Einöde)» où l'on trouve un restaurant et une source.

La carrière à côté du restaurant appartient aux formations crayeuses (Orbitulites calcaires avec Dendrites délicates) et offre de rares échantillons de Rudistes et d'Hypurites (sortes de Testacées fossiles).

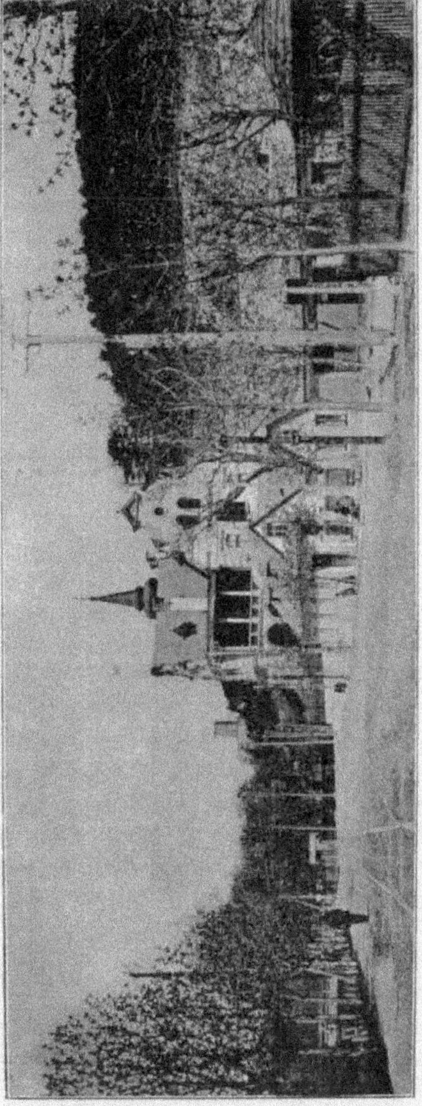

Helenenstrasse.

On atteindrait aussi la hauteur du Hühnerberg, avec son belvédère de Thérèse («Theresienwarte»), en prenant derrière l'Hôtel Rudolfshof le chemin en lacets, qui nous conduirait en très peu de temps à notre but. De ce belvédère, le panorama est très étendu, et cet endroit peut passer à juste titre pour un des plus beaux points de vue de Baden et de ses environs. Au nord, l'horizon est assez borné, à cause des hauteurs de l'Anninger, au pied duquel s'étendent, du côté de la plaine, les vignobles de Gumpoldskirchen et Pfaffstätten. Tout en bas, au-dessous de nous, s'étale comme une carte en relief le Mont Calvaire avec ses allées, ses promenades et ses points de vue. Au premier plan, les rangées de maisons de Baden; au sud, les hauts bâtiments de la Maison de Bienfaisance, le vieux château de Gutenbrunn (actuellement maison de santé), le château de Weikersdorf, le Sauerhof et l'Etablissement Balnéaire Militaire. A droite, le colossal aqueduc de Vienne, au-delà le Weilbourg et, sur son sommet rocheux, les ruines de Rauheneck. Dépassant les hauteurs au sud-ouest du massif du Lindkogel (Lindkogel de Baden, de Soos et Haut Lindkogel ou Porte de Fer), le sommet du Haut-Schneeberg semble nous faire signe. A gauche s'arrondit la large et puissante croupe de la «Hohe Wand» près de Wiener-Neustadt. Sur les pentes du «Lusthausberg», dominé par le Belvédère du Jubilé, s'étend Vöslau. Dans le lointain indécis et bleuâtre, nous devinons les puissants soulèvements du Wechsel, le dôme facilement reconnaissable du Sonnwendstein et le col du Semmering.

Au nord-est, le regard se perd sur une vaste plaine ndéfinie, couverte de villes et de villages, qui se déroule par delà le Danube jusqu'aux hauteurs lointaines des Carpathes.

De la Theresienwarte on peut faire d'agréables promenades dans les forêts du Mitterberg et du Hühnerberg. Mais si simplement nous redescendons, nous rejoignons le chemin de Gaaden ; puis, en prenant à droite, nous trouvons au bord de la «Putschanerlucke», ravin encaissé entre les rochers de dolomite, encore un point de vue, la «Raimundhöhe» ; le chemin devient alors plus escarpé et il nous amène rapidement dans la vallée, où, en face de la Maison de Bienfaisance, nous débouchons dans la Bergstrasse : nous voilà revenus sur le territoire de Baden.

Les Promenades Alexandrowitsch.

Le Val d'Hélène Antérieur.

Un des plus beaux ornements de Baden est son Val d'Hélène. Pour le voir et le connaître, il faut partir le matin, point trop tard. Nous prenons la Bergstrasse auprès du Curhaus, nous passons devant la Mineral-Schwimmschule (école de natation) et la Maison de Bienfaisance. Bientôt, à gauche, la rangée des maisons s'interrompt, laissant apercevoir, un peu en dessous, les toits du château de Doblhoff, et la plaine, et les monts de Vöslau. A droite, les splendides villas de «Monrepos», de «Felseck» et beaucoup d'autres attirent notre attention. A l'endroit où la Bergstrasse finit et où commence la Carlsgasse, nous avons les arcs gigantesques de l'aqueduc de Vienne devant nous, et à notre droite la résidence d'été de l'archiduc Raïner entourée de ses magnifiques jardins. Un poteau nous indique le chemin des Promenades Alexandrowitsch dans lesquelles nous entrons par le sentier inférieur à pente douce. Ces belles promenades sont dues à la Comtesse Marceline d'Alexandrowitsch dont on peut voir le monument funéraire dans le paisible et idyllique cimetière d'Hélène.

Quelques pas après l'aqueduc, nous atteignons la «Ziehrerhöhe», rond-point situé au-dessous d'une roche de formation conglomérée remarquable. Appuyé à la balustrade,

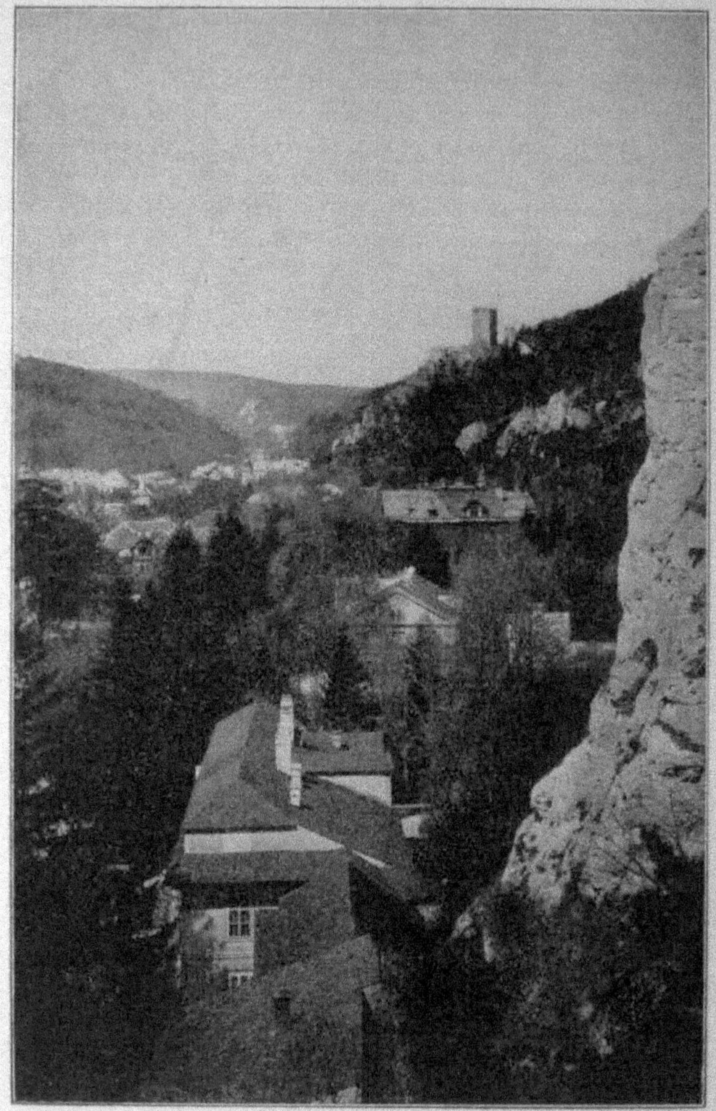

Vue du Val d'Hélène.

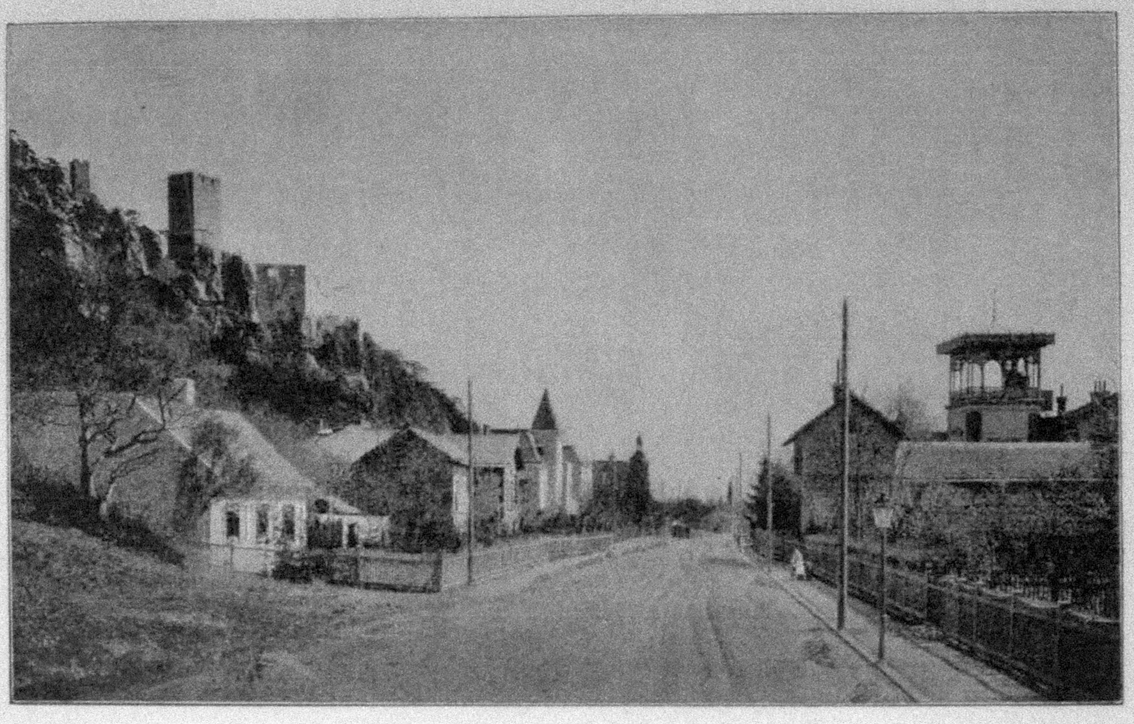

Route du Val d'Hélène et Ruines de Rauhenstein.

nous voyons devant nous le Weilbourg et Rauheneck. Plus loin dans la vallée, c'est le petit château bâti par feu l'archiduc Guillaume, mort tragiquement à Baden d'une chute de cheval. Le château est actuellement la propriété de l'archiduc Eugène. A droite, l'Établissement Sacher. Au-dessus, les vertes forêts qui couvrent les pentes du Lindkogel de Baden et du Mitterberg. Au fond de la vallée, la petite église Sainte-Hélène. Tout au premier plan, la villa Gutmann et d'autres maisons de campagne d'allure élégante. A droite, couronnant de leurs murailles crénelées les flancs grisâtres des rochers tombant à pic, les ruines du château de Rauhenstein.

Pour atteindre ces beaux restes de l'âge féodal, nous montons à un deuxième rond-point offrant une vue semblable à celle que nous venons de décrire. Là, nous rencontrons le «Raïnerweg» (voir ci-dessous page 115), mais sans le suivre. Nous passons le long de superbes murailles de rochers, agrémentées par les formes typiques de ces pins noirs autrichiens (Pinus Laricio, var. nigricans), qui donnent au passage son cachet particulier. En 20 minutes, le vieux manoir est devant nous. Au dessus de sa porte d'entrée, une inscription latine (Salve viator ab his ruderibus) nous souhaite la bienvenue. Il n'est pas sans intérêt de faire le tour de ces murailles et de monter les escaliers du donjon. Un guide donne, sur demande, les explications nécessaires.

Rauhenstein est dit avoir été bâti vers 919 par Ernest de Turson. Dès 1703 il est privé de sa toiture, de 1790 à 1808 on avait installé un fourneau à faire la suie dans ses murs déjà délabrés. Le chevalier de Schönfeld mit fin à cette profanation et s'intéressa activement à la conservation de la ruine. Les escaliers du donjon ont été placés en 1825 par un noble protecteur de Baden, l'archiduc Antoine.

Du château de Rauhenstein, on peut descendre en dix minutes, par un sentier escarpé, à l'établissement Sacher. En suivant le chemin moins rude qui conduit à la vallée, nous atteignons d'abord l'«Elisabethhöhe» (jolie vue),

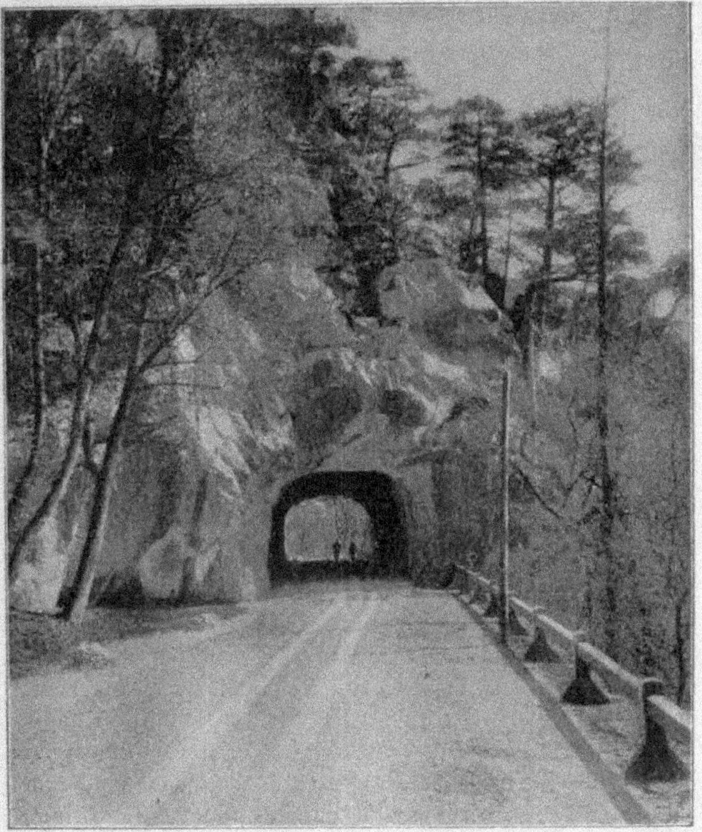

Tunnel de la Route du Val d'Hélène.

puis la hauteur de l'«Urthelstein» qui servait jadis de lieu de «justification» aux seigneurs de Rauhenstein. C'est là aussi que passait l'ancienne route du Val d'Hélène, d'Alland et de Heiligenkreuz. Les rochers de l'Urthelstein, tombant directement dans la Schwechat, barraient le passage et forçaient hommes et voitures à les franchir au prix de difficultés considérables. En 1827, on perça la montagne, entreprise alors regardée comme très hardie. Le tunnel qu'on fit s'appelle «Durchbruch»; il établit une communication commode avec la partie reculée et si riche en beautés naturelles du Val d'Hélène. (Gîtes calcaires de l'époque rhétique dans le voisinage de l'ancienne route.)

Un peu avant la percée, se trouve le Café Kohler, ancien Café Jammerpepi; à droite, le sentier nous conduirait à la route de Siegenfeld; en marchant droit devant nous, nous arrivons au Pont Antoine, par lequel nous passons la Schwechat. Tournant alors à gauche (à droite ce serait la direction de la «Cholerakapelle»), nous nons engageons dans une promenade large et ombragée de puissants hêtres, qui débouche enfin dans une riante prairie, la **«Hauswiese»**.

Ce lieu charmant, frais et tranquille, avec son élégant café, son pavillon de musique, où deux fois la semaine l'orchestre de la ville se fait entendre, est une des plus grandes attractions de Baden.

De la «Hauswiese» on peut monter à la «Hildegardhöhe» et au «Mariensitz» ou bien aux restes à peine reconnaissables de l'ancien château de Scharfeneck, enfouis dans les bois. Les sentiers qui courent le long du versant droit de la colline jusqu'au Wolfsgraben et au Weilbourg sont admirablement bien entretenus; ils appartiennent aux promenades du château de chasse de l'archiduc Guillaume et ont été ouverts au public par ce prince. — Si nous restons en bas, nous pouvons quitter la «Hauswiese» par une promenade longeant la Schwechat; le Pont Albert nous permettra alors de repasser la rivière et de trouver, près de l'Établissement Sacher la station terminus du tramway électrique, d'où en quelques minutes nous retournons à la ville ou à la gare.

Mitterberg et Hühnerberg.

Ces deux montagnes se dressent au nord-ouest de la ville. Leur plateau, qui s'élève en certains endroits à plus de 450 *m*, est couvert de belles forêts épaisses de pins. Sur leurs versants orientaux qui descendent dans la plaine, on cultive encore la vigne, mais déjà les maisons de campagne commencent à se nicher çà et là, et le temps n'est pas loin où tout un essaim de villas peuplera ces régions dont on a à peine commencé à apprécier le charme. On arrive aux promenades du Mitterberg par le Parc Nouveau au-dessus du Curpark (chemin de Gaaden marqué de bleu), ou par le curieux ravin de la «Putschanerlucke» Choisissons ce dernier chemin et prenons, non loin de la Maison de Bienfaisance dans la Bergstrasse, la route qui s'embranche à droite. En peu de minutes, nous nous trouvons dans le ravin nommé plus haut, qui s'est formé par érosion, et dont la dolomite fort décomposée fournit du beau sable blanc.

Dans la partie supérieure de ce ravin, on a trouvé en 1891, dans un trou appelé »Winschloch«, différents objets des époques préhistorique et romaine, entre autres un autel grossièrement taillé qui fait présumer que ce lieu aurait été consacré à un culte. L'autel qu'on trouve à présent devant le Winschloch n'est qu'une imitation. La véritable pierre sacerdotale, ainsi que les autres objets trouvés à la même place, appartiennent à la Société de Propagation des Sciences de Baden, dont le présdent, M. Gustave Calliano, a fait plus d'une trouvaille importante pour l'histoire locale.

Tout au fond du ravin, nous montons (assez raidement vers la fin) jusqu'au chemin de Gaaden qui nous fait rejoindre la **Promenade Raïner,** suspendue aux pentes abruptes du Mitterberg. Cette promenade récemment ouverte offre de très belles vues, variant selon les sinuosités des flancs de la montagne et s'étendant sur Baden et la plaine.

En la suivant pendant une heure environ, on la voit déboucher, au-dessus de la «Ziehrerhöhe», dans les Promenades Alexandrowitsch.

Le chemin de Gaaden se bifurque tout au commencement. L'embranchement de droite mène au village de Gaaden, tantôt à travers d'épaisses forêts, tantôt à travers des prairies; celui de gauche, jalonné de rouge («Breiter Weg») conduit en vingt minutes aux paisibles et reposantes Prairies d'Heiligenkreuz. Dans cette région riante et vallonnée, le botaniste peut faire, au printemps et en été, de riches moissons; il y trouvera par ex. la primevère farineuse (Primula farinosa), la gentiane printanière (gentiana verna), de nombreuses orchidées et d'innombrables fleurs praticoles. [1])

A travers prés, un sentier mène au village de Siegenfeld, un autre, au bord des prairies, à la route de Gaaden-Siegenfeld, d'où l'on arrive, à droite, à la vallée allongée de la Solitude (Einoede); c'est là aussi que s'ouvre le chemin creux et à pente assez raide du Bettlergraben, qui reconduit au chemin de Gaaden et à la bifurcation mentionnée plus haut.

De l'entrée des Prairies d'Heiligenkreuz, en tournant à gauche, puis en suivant le filet d'eau du «Purbach» et en montant une clairière, on arrive en peu de temps au **«Jugendbrunnen»** (fontaine Jungend) fraîche source, surmontée d'une sorte de chapelle. Le nom de cet endroit idyllique viendrait, suivant une tradition populaire, de ce que le général suédois Adolphe Jungend, blessé d'une balle de couleuvrine, serait mort auprès de cette source.

De la bifurcation du chemin de Gaaden, on arrive à cette même source par un sentier direct à marques jaunes dont se détache un autre sentier marqué de vert menant

---

[1]) Voir Schwippel: «Flore des montagnes de Baden». (L. Reichelt Veuve, éditeur, Baden.)

aux ruines de Rauhenstein. Un autre chemin très agréable part de cette même bifurcation et conduit à droite (est), par une forêt de jeunes pins, à la «Theresienwarte» et aux promenades du «Rudolfshof».

Du Jungendbrunnen, le long du Purbach qui, au milieu d'une magnifique forêt de sapins, forme une gracieuse cascatelle, chemin vers la route de Siegenfeld et dans la partie postérieure du Val d'Hélène.

Disons, pour finir, de cette région du Mitterberg: quiconque est blasé sur le charme des promenades peuplées par une foule bruyante, quiconque préfère le spectacle simple et fortifiant des choses de la nature, des prairies riantes et des forêts profondes à celui des agitations d'une société mondaine et futile — celui-là trouvera dans les lieux de promenade et de repos que nous venons d'indiquer la satisfaction de ses intimes désirs.

Château de Weilbourg et Ruines de Rauheneck.

De l'entrée du Curpark, le tramway électrique nous transporte par l'Alleegasse au Josefsbad, où nous changeons de voiture. De là, par l'Helenenstrasse, nous atteignons en dix minutes environ la station terminus de l'Helenenthal devant l'Établissement Sacher. Nous traversons alors le grand pont de bois de la Schwechat, et à côté de la villa de l'archiduc Guillaume, nous trouvons un chemin à marque rouge qui conduit par le «Wolfsgraben» dans la direction du «Jägerhaus» (voir plus bas pages 121 et 125). Après vingt minutes de chemin, un écriteau nous indique le sentier de la «Königshöhle» que l'on atteint en cinq minutes. C'est ici que le roi Béla IV de Hongrie et sa femme ont, paraît-il, trouvé abri dans leur fuite devant les ennemis. On a aussi trouvé là des os travaillés, des armes en silex, des objets en bronze qui prouvent que cette grotte, ainsi que

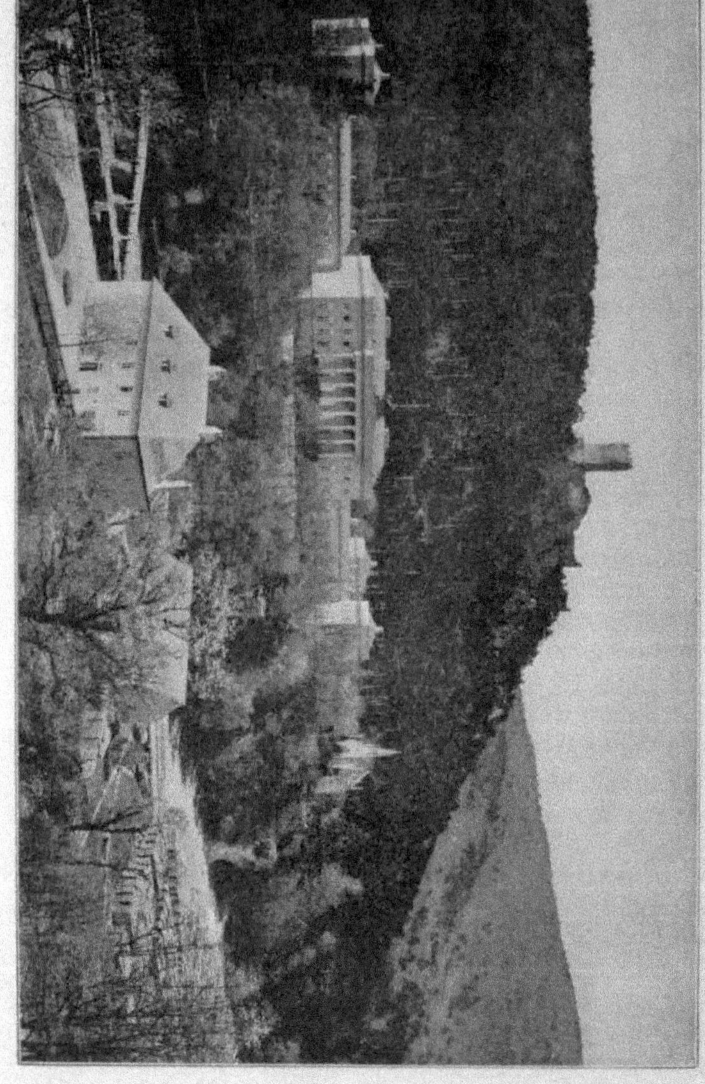

Weilbourg.

le Wolfsgraben, furent des habitations humaines dans les temps préhistoriques.

Quelques minutes plus loin, sur un petit plateau, on aperçoit à droite les carrières du «Weichselthal», à gauche les créneaux du donjon de R a u h e n e c k ; en six minutes, nous sommes sous la muraille cyclopéenne.

C'est par un petit pont en bois que nous entrons dans l'intérieur. Rauheneck a dû être construit vers l'an 800 par un des Sires de Turson ; il est en ruines depuis 1621. Vue superbe du haut de la tour aux murs en pierre de taille, de trois mètres et demi d'épaisseur, qui défient les siècles. Le panorama est à certains égards plus beau que celui de Rauhenstein. Au-dessous de nous s'étendent les bâtiments réguliers et beaux dans leur simplicité du château de Weilbourg. Les collines que l'on voit se développer vers le sud appartiennent aux avant-monts du Lindkogel de Soos ; sur l'une d'elles, le «Lusthausboden», s'élève la «Jubiläumswarte» (Belvédère du Jubilé), tandis qu'à sa base la paisible petite ville de bains de Vöslau semble nous saluer. Plus loin, la plaine ensoleillée, bornée par les monts de la Leitha et de Rosalie ; en face, les croupes boisées du Lindkogel et du Mitterberg.

Par des sentes commodes, nous descendons au W e i l b o u r g. Les roches dolomitiques des revers de la montagne se parent au printemps des touffes épaisses de la bruyère rouge (Erica carnea) que, par un curieux phénomène, nous chercherions en vain sur les pentes opposées, pourtant situées dans les mêmes conditions ; au bord du chemin, on peut souvent admirer les magnifiques fleurs roses de l'odorant joli-bois (Daphné cneorum, thymelée des Alpes). En dix minutes d'une marche alerte, nous arrivons, par un bois de puissants pins noirs, à la porte d'entrée du Weilbourg. — La visite du château est interdite, à l'exception de l'élégante chapelle à laquelle conduit une entrée latérale, à gauche.

Le **Weilbourg**, élevé sur des rochers escarpés que baigne la Schwechat, a été bâti par l'archiduc Charles d'après les plans de l'architecte Kornhäusel, et doit son nom à l'épouse de l'archiduc, la princesse Henriette de Nassau-Weilbourg. Devant, s'étend un vaste parc anglais où se dresse un monument élevé par Fernkorn en l'honneur de l'archiduc Charles. Après avoir longtemps été en la possession de l'archiduc Albert, le château passa, après la mort de ce glorieux général, dans celle de l'archiduc Frédéric : en été celui-ci occupe le milieu des vastes bâtiments, tandis que dans l'aile droite demeure l'archiduc Charles-Étienne, et dans l'aile gauche l'archiduchesse Elisabeth, mère de ce prince.

Non loin du châtean, à la lisière de la forêt, **restaurant «Zur Weilburg»** (Belle vue). Nous pouvons quitter le Weilbourg par deux chemins : à gauche une promenade ombragée descend rapidement à l'Établissemen Sacher (de là, retour à Baden par le tramway électrique) ; à droite, un embranchement nous amène à la Weilburg-strasse (villas nombreuses, hôpital Ste. Marie) : en trente minutes nous sommes au Pont François-Joseph, point de départ de notre délicieuse promenade.

Val d'Hélène Postérieur et Vallées adjacentes.

Le tramway électrique nous amène à l'Établissement Sacher (Voir plus haut). De là, des omnibus qui stationnent en cet endroit nous transportent à bon marché à «Siegenfeld», à la «Cholerakapelle» et à la «Krainerhütte» ; — ou bien, si nous voulons aller à pied, nous passons le Pont Albert et arrivons à la «Hauswiese». De là, toujours sur la même rive de la Schwechat, en laissant à droite le Pont Antoine et «l'Urthelstein», nous arrivons, à travers une belle forêt de hêtres, jusqu'au **«Siegenfelder Steg»**.

Pour aller à Siegenfeld, nous passons la Schwechat sur ce petit pont de bois. Nous atteignons, au sortir d'un bouquet d'arbres, la route de Siegenfeld à l'endroit où un petit ruisseau se jette dans la Schwechat. La route conduit en trente minutes par le «Rosenthal» au village de Siegenfeld. Non loin du premier tournant de la route, s'embranche à droite le sentier de la charmante cascatelle du «Purbach» et de la source de Jungend décrites plus haut. Au commencement de la route de Siegenfeld, à gauche, un écriteau indique le point de départ du »Helenenthaler Steig« (sentier du Val d'Hélène), très recommandé au touriste, qui, le long des flancs rocheux du Schwarzberg, conduit à la Cholerakapelle.

En restant à droite de la rivière et en suivant notre première direction, celle du Val d'Hélène, nous traversons de vastes prairies. Près de l'«Antonsgrotte» (grotte d'Antoine), nous passons la Schwechat sur un pont de bois — et nous voilà devant la **«Cholerakapelle»**, petite église élevée en honneur de Notre-Dame de Bon Secours. Elle fut construite en 1832 par Charles Boldrini de Vienne en souvenir du choléra heureusement détourné de Baden, comme par intervention divine. Elle est située assez haut au-dessus de la vallée, sur un des versants du Mont Burgstall, et fait un joli effet dans la sombre verdure des pins où elle semble enfouie. En bas de l'église, restaurant très fréquenté. Grand nombre de chemins très agréables dans toutes les directions: à l'ancienne «Marienwiese» (à présent jeune forêt de pins), — aux «Krainer Hütten» (Hôtel — Restaurant) par le défilé entre Kleespitz et Burgstall, — à la «Hauswiese» et au **«Jägerhaus»** (chalet, but d'excursion très en vogue). (V. page 125.)

En continuant notre chemin du côté de la grotte d'Antoine, nous voyons devant nous la vallée se rétrécir, les versants boisés du Haut Lindkogel se rapprocher et former autour de nous un cirque. Nous passons devant le «Beethovenstein», endroit où aimait à se reposer le grand compositeur, et nous sommes en peu de temps devant l'hôtel de la **«Vieille Krainerhütte»**. A quelque distance,

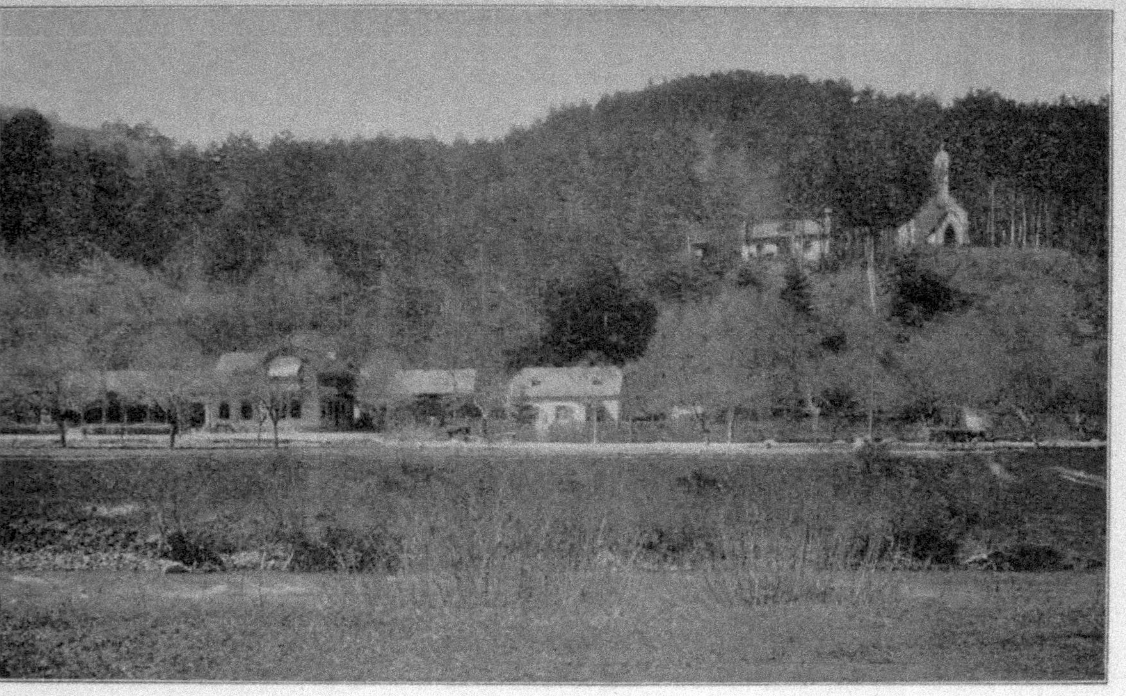

Cholerakapelle.

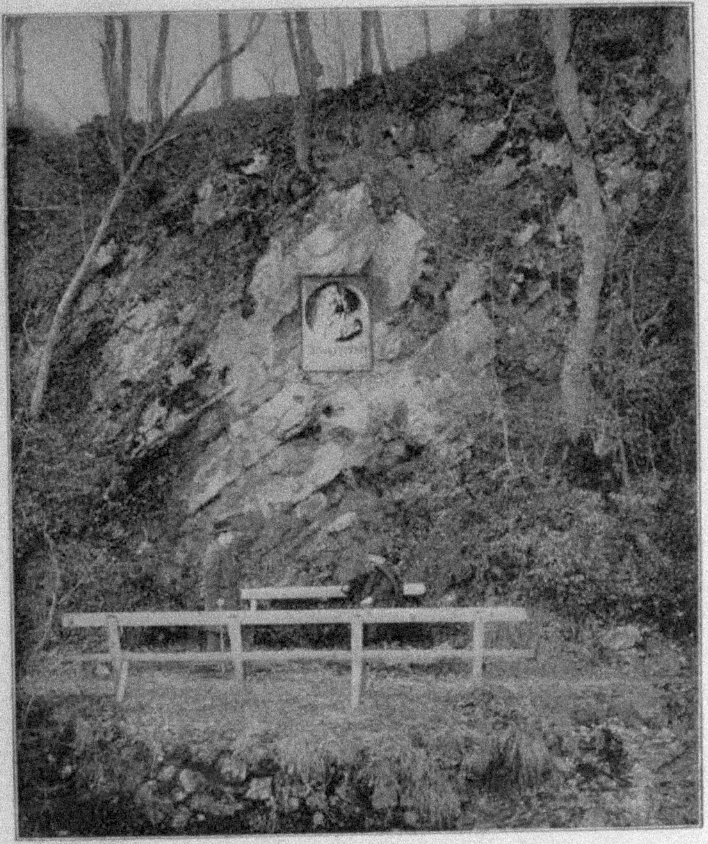

Pierre de Beethoven.

en pénétrant plus avant dans la vallée, on rencontre la «Nouvelle Krainerhütte». Ce dernier hôtel s'atteint par une passerelle sur la Schwechat ou bien par le chemin mentionné plus haut et venant de la Cholerakapelle par le Burgstall. A droite de la vallée, le chalet de l'«Augustinerhütte»; de là, chemin commode au Haut Lindkogel (voir plus bas pp. 124 et sqq.).

Un bon quart d'heure après avoir passé l'Augustiner-hütte, près du village de Sattelbach («Pont Noir») nous atteignons le fond du Val d'Hélène postérieur. La route de gauche mène par la vallée de la Schwechat à Mayerling-Alland, celle de droite à Heiligenkreuz dans la vallée du Sattelbach.

Non loin du Pont Noir, on peut encore voir les vestiges des anciens puits d'où l'on tirait le charbon («charbon des Alpes») du terrain de Lunz. Mais les couches sont trop minces pour couvrir les frais d'exploitation, et d'ailleurs ce terrain-ci appartient encore à la région des sources thermales; toute fouille pouvant mettre en question l'afflux régulier des eaux y est donc interdite.

Le Groupe du Lindkogel.

A l'ouest de Baden, s'élève un puissant massif de montagnes à nombreuses ramifications: c'est le groupe du Lindkogel, dont le sommet s'apelle le Haut Lindkogel ou «Eisernes Thor» (Porte de Fer) ou encore «Albrechtshöhe», haut de 847 *m*. Les autres sommets importants dans ce même groupe sont: le Lindkogel de Baden (578 *m*), le Lindkogel de Soos (709 *m*) et le Lusthausboden (467 *m*). Facile à atteindre, couverte de hautes futaies et traversée de sentiers commodes soignés par les clubs alpins, cette montagne offre au touriste une excellente occasion de faire sans fatigue diverses ascensions très intéressantes. Nous ne pouvons pas, dans cette petite brochure, énumérer et décrire toutes les excursions possibles; mais nous engageons le lecteur à nous suivre dans l'une au moins, la plus belle, la plus renommée, celle de l' »Eisernes Thor» (Porte de Fer).

Partis de bon matin, nous passons par la «Weilbourgstrasse» et «Jägerhausgasse», et, en longeant le mur du cimetière de Sainte-Hélène (beaux monuments funéraires), nous montons vers les bois ombrageux du «Weichselthal» (fontaine du «Rauchstallbrunnen»), carrières dans les conglomérats littoraux. Au bout du pré de Siebenbrunnen (aqueduc du Weilbourg), nous trouvons le «**Jägerhaus**» (maison de garde, restaurant). Après une halte, nous continuons notre route dans le «Weichselthal» par un beau chemin large et jalonné d'écriteaux. Au bout d'une demi-heure, nous sommes sur la crête du Lindkogel de Soos («chemin blanc»; au sommet, à gauche, en dix minutes). De là nous descendons un peu pour remonter de nouveau, sans interruption cette fois, mais toujours doucement, jusqu'à la cime du Haut Lindkogel, nommé «**Eisernes Thor**» ou «**Albrechtshöhe**». Il y a deux heures ou deux heures et demie que nous étions partis de Baden, et maintenant nous respirons à pleins poumons l'air pur de la montagne et notre vue s'étend de sommet en sommet sur tout un monde de monts et de collines. Mais la faim, aiguisée par la marche matinale, commence à se faire sentir. Nous entrons dans l'excellent restaurant du **Refuge** bâti par le Tourist-Club autrichien (section de Baden). Il est annexé à un **Belvédère** élevé en 1856 par le baron de Sina, tour massive de 14 *m* de hauteur, d'où l'on jouit d'une vue splendide. Dans la chambre tout en haut, dont les murs sont ornés d'aphorismes poétiques, se trouve une table de marbre où est dessiné le panorama.[1]

Bornons-nous à citer quelques-uns des accidents de terrain et des points les plus remarquables que l'on aperçoit du Haut Lindkogel. Ce sont: Vienne, le Danube, les Monts de la Leitha, le Lac de Neusiedel, les Monts de Rosalie, le Wechsel, le Schneeberg et la Rax, le Schneealm, l'Oetscher et les dômes innombrables du Wiener Wald. A l'est s'étend la plaine de Vienne, tandis que les autres points de l'horizon sont couverts de montagnes. Si l'on a envie d'admirer le coucher du soleil, il faudra choisir

---

[1] Voir: «Panorama du Haut Lindkogel». Dessiné par Carl Haas et J. de Siegl, Vienne 1884. Texte par Hermann Rollett.

l'après-midi pour l'ascension; on pourra passer la nuit commodément au refuge.

Du Haut Lindkogel, un chemin marqué de vert mène à l'ouest au «Zobelhof», à Schwarzensee et au Peilstein (Wexenberg et son observatoire). Vue semblable à celle que l'on a du haut du Lindkogel. A l'ouest, escarpements formidables. De là, on peut aller à N e u h a u s et à la station de W e i s s e n b a c h s u r l e T r i e s t i n g en trois heures et demie environ. — On peut encore descendre de la Porte de Fer dans d'autres directions : par le Zobelhof à M a y e r l i n g et aux A u g u s t i n e r h ü t t e et K r a i n e r h ü t t e ; par le Kohlgraben et la Hochwiese à la C h o l e r a k a p e l l e ; — enfin par une longue vallée encaissée à M e r k e n s t e i n (château et ruines), d'où, par une allée plantée de châtaigniers, on parvient au Haidlhof, et, après une heure et demie de marche, à la station de V ö s l a u.

Alentours de Baden.

Les alentours de Baden n'offrent pas moins d'excursions séduisantes que les environs immédiats de cette ville d'eaux. C'est d'abord M a y e r l i n g - A l l a n d, à une heure de Baden par le Val d'Hélène. A droite de la route, s'élève la construction simple et sans ornements de l'ancien château de chasse du Kronprinz Rodolphe, mort ici le 30 janvier 1889 dans les circonstances tragiques que l'on connaît. Le château a été transformé en cloître pour l'ordre des Pénitentes : à côté, se dresse une petite église dont le maître-autel a été élevé à l'endroit où mourut le prince.

Au nord du couvent, une route qui offre maints points de vue splendides, mène à Heiligenkreuz en trois quarts d'heure de marche. Au sud, une autre route mène à Raisenmarkt, petit village caché dans les montagnes, près duquel on peut voir les ruines d'Arnstein et une grotte à stalac-

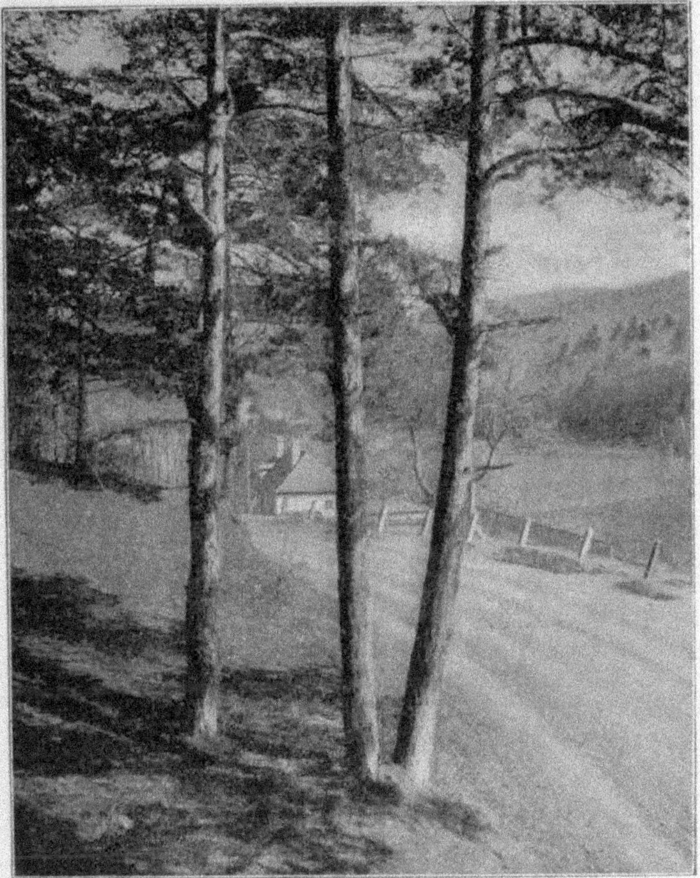

Val d'Hélène Postérieur.

tites (restes d'ours des cavernes). Chemin à travers champs de Mayerling à Nöstach (ruines de St. Pancrace), à Hafnerberg et Altenmarkt sur le Triesting.

Au nord-ouest de Mayerling, **Alland**, localité importante au bord de la Schwechat. Son histoire remonte jusqu'au douzième siècle. De notre temps, son nom a été souvent répété, grâce à la fondation, dans son voisinage, de la Maison de Santé pour les tuberculeux.

Cet établissement grandiose, organisé pour 300 malades et susceptible d'être largement agrandi, contient actuellement un peu plus de cent personnes ; son installation est digne d'être étudiée par les médecins et visitée par les touristes.

A l'ouest d'Alland, joli chemin par les vallées étroites du Pöllabach et du Hirschgraben à Klein-Mariazell et Alténmarkt sur le Triesting (trois heures).

A une heure plus loin, dans la vallée, **Klausen-Léopoldsdorf** enfouie dans les forêts profondes. Cette localité fut fondée en 1680 par l'empereur Léopold Ier. Devant le village, les murs cyclopéens du grand barrage de la Schwechat retiennent les eaux de cette rivière et de ses affluents ; lorsqu'on l'ouvre, les eaux accumulées se précipitent dans la vallée et entraînent les bois de flottage (environ 150,000 mètres cubes par an) vers Baden, où un grillage les arrête.

Il est possible de joindre l'excursion de Heiligenkreuz à celle d'Alland ; la distance est de trois quarts d'heure. Immédiatement avant Heiligenkreuz, la route descend par plusieurs lacets dans la vallée du Sattelbach et l'on a de cet endroit une jolie vue d'ensemble des bâtiments du monastère.

L'Abbaye Cistercienne de Heiligenkreuz fut fondée en 1136 par Léopold III le Saint et tient son nom du grand morceau du Bois de la vraie Croix qui y est conservé. Au haut de la porte qui conduit dans la vaste cour du monastère, se trouve une harpe éolienne, dont l'accord en ut majeur s'entend au loin. L'église, à demi romane et à demi gothique, a été de notre temps parée de splendides autels et restaurée en maints endroits. L'orgue, qui fut construit en 1802 par Kober, a 60 régistres. Intéressante sacristie à beaux plafonds. S'adresser au sacristain. Sur le côté sud du beau cloître intérieur, on visitera la salle de la fontaine, salle gothique à neuf angles, bassin de plomb, vitraux anciens. Voir aussi la salle du chapitre, avec les tombes de douze membres de la famille des Babenberg, entre autres le dernier rejeton de cette race, Frédéric le Batailleur, qui trouva la mort en 1246 dans la bataille de la Leitha. Cette tombe fut presque détruite par les Turcs en 1683. Dortoirs inoccupés aujourd'hui et réfectoire orné d'un grand tableau (Repas des Cent Mille, par Altomonte). Le trésor possède de précieux ornements d'église et d'anciennes sculptures, la bibliothèque, une riche collection d'incunables.

Le monastère entretient aussi un séminaire et une maîtrise.

Son histoire est riche en malheurs qui de toutes parts ont fondu sur ce saint lieu; mais on a toujours réussi à réparer les dommages matériels, et aujourd'hui, Heiligenkreuz est l'un des monastères les plus richement dotés du pays.

Les caves recèlent encore mainte vieille bouteille et nous en recommandons la visite à tous les vrais amis de la treille.

Au sortir de Heiligenkreuz, on verra sur la route de Gaaden un chemin de Croix remarquable pour ses statuettes sculptées en 1731 par Giuliani.

En face du chemin de Croix s'embranche la route de Füllenberg (carrières de plâtre) et de Sittendorf; un peu plus loin, à droite, le sentier qui va à Siegenfeld par une belle futaie et à travers des prairies.

Une troisième excursion serait celle de **Siegenfeld** et de **Gaaden**. C'est une belle promenade à travers le Val d'Hélène jusqu'à la route de Siegenfeld et par le Val des Roses au coquet village lui-même, qui se transforme peu à peu en un ravissant séjour d'été. Aimable sentier, à travers un bois de hêtres, de Siegenfeld à Gaaden (trois quarts d'heure. Nous mettrions une heure environ à y arriver en prenant la route bien entretenue). Gaaden, localité très ancienne, s'étend dans une paisible et large vallée. Le château, sur les puissantes fondations duquel on construisit en 1871 l'église et la cure, était depuis 1376 la propriété du couvent de Heiligenkreuz. Fort ancienne aussi la renommée du «Schmarren de Gaaden», gâteau de farine, d'oeufs et de graisse. — Belles orchidées dans les prés de Gaaden; la renoncule des montagnes, la primevère farineuse et le pied-de-chat rapellent la flore subalpine.

Très remarquable également l'excursion de Gaaden par la »Mühlparz« (croupe basse et boisée) à Sparbach où se trouve la réserve du prince de Liechtenstein, ainsi que les ruines de Johannstein. Chemin pittoresque en maints endroits par la vallée d'Hinterbrühl à Mödling.

Si l'on est allé en voiture à Gaaden, il est préférable de revenir par la vallée de l'Einoede (voir page 107) et de rentrer à Baden par la route de Gumpoldskirchen.

La Région de l'Anninger.

Au nord-est de Baden, le massif de l'Anninger (point culminant le Haut Anninger 674 *m*) s'élève au-dessus de la plaine. Au nord, ses pentes descendent dans les vallées du Vorderbrühl et du Hinterbrühl, tandis qu'au sud il envoie de longues ramifications qui vont mourir vers Gaaden, Siegenfeld et Baden. Des Mitterberg et Hühnerberg, si souvent mentionnés dans ces descriptions, l'Anninger est séparé par le Val de l'Einoede. C'est de ce côté que nous voulons entreprendre l'ascension du Haut Anninger et de son Belvédère Guillaume. Nous allons à l'Einoede par le Mont Calvaire (entrée du chemin derrière l'Arène du Curpark, marque rouge) ou par Pfaffstätten, station du chemin de fer du sud d'où, en une demi-heure de marche, nous atteignons cette entaille dans la chaîne des montagnes qui est précisément le Val de l'Einoede.

Derrière le restaurant que l'on rencontre au fond de cette vallée, l'ascension commence. Un chemin muni de nombreux jalons nous conduit en une heure et demie, par la «Rastwiese» et le «Buchbrunnen» (source d'eau délicieuse, restaurant), au sommet de l'**Anninger**. Là, une tour ronde en maçonnerie sert de belvédère. Grâce à sa situation dominante au bord de la plaine, ce sommet offre une vue absolument découverte de ce côté: comme une carte en relief, comme un énorme stéoroma, l'immense étendue du bassin de Vienne se déroule à nos pieds. Au nord, nous apercevons le «Vierjochkogel» et l'«Eschenkogel», la «Sophienwarte» et le «Husarentempel». Toutes ces collines, tous ces points de vue appartiennent à la région de l'Anninger. Plus loin, du côté de Mödling et de Perchtoldsdorf, une masse de cimes arrondies se pressent confusément et vont mourir dans le Danube. Et tout là-bas, au pied du Léopoldsberg, dernier contrefort du Wienerwald, on distingue, à travers la brume qui couvre les maisons de la capitale, la flèche de la cathédrale de Saint-Etienne.

Au delà de la bande argentée du Danube s'étend la plaine du Marchfeld, de tragique renommée depuis les guerres napoléoniennes. Et dans le bleu lointain, du côté de Presbourg, la chaîne des petites Carpathes s'aperçoit dans les journées absolument claires.

La vue à l'est rappelle celle de la «Theresienhöhe» (voir page 108). Le «Hundsheimer Kogel», les Monts de la Leitha avec les grandes carrières de Mannersdorf et de Saint Loretto reluisant au loin, les Monts Rosalie (château de Seebenstein et précipices du «Türkensturz») et les puissantes montagnes du «Wechsel»: voilà les hauteurs qui bornent de ce côté l'horizon.

9*

Au sud, nous apercevons le «Sonnwendstein» ou «Göstritz-Kogel», le «Semmering», le «Haut-Schneeberg» dans toute sa splendeur et quelques parties de la «Rax-alpe». Plus rapprochés de nous, la longue crête de la «Hohe Wand», la belle forme de la «Hohe Mandling», les monts du Val de Triesting et le groupe du Lindkogel viennent clore le cercle. A l'ouest apparaissent quelques cimes blanches dans les Alpes styriennes, le sommet de l'«Oetscher» et les monts de Lilienfeld; au premier plan le «Schöpfel» et les nombreux dômes du Wienerwald. Plus loin, les montagnes de St. Pölten et les hauteurs au delà du Danube.

Parmi les villes et villages dont nous voyons à nos pieds la plaine parsemée, remarquons Gumpoldskirchen, Mödling, Gaaden et enfin notre cher Baden lui-même. Pour y retourner, nous allons quitter le belvédère de l'Anninger et descendre à Gumpoldskirchen par le «chemin direct» — descente assez raide, mais courte — ou bien nous nous dirigeons vers le Buchbrunnen pour suivre le chemin marqué du Siebenbrunnengraben (sources intermit-tentes déposant du tuffeau, caverne de la «Frauenhöhle»). En 35 minutes, nous sommes arrivés à la hauteur du Mont Calvaire de Gumpoldskirchen, une demi-heure plus tard à son église.

Gumpoldskirchen, petit bourg propret renommé par ses vins, compte parmi les plus anciennes localités de la Basse-Autriche. Il a été fondé avant 931; son église et son château appartiennent à l'ordre Teutonique; une grande partie de ses vignes les mieux situées sont la pro-priété du couvent de Melk. Gumpoldskirchen possède depuis quelques années une excellente école de viticulture. Tout près de l'église paroissiale, jaillissent plusieurs sources très riches qui donnent aux habitants de Gumpoldskirchen une excellente eau potable, leur remplissent un profond réservoir creusé autour de l'église et, en se déversant, forment un

petit ruisseau qui descend le bourg dans toute sa longueur;
on a pavé le lit de ce cours d'eau et on l'utilise aux différents usages du ménage et de l'industrie. L'Hôtel de Ville
avec sa tour; le vieux pilori, qui selon toute probabilité
n'est qu'un ancien milliaire romain; une fontaine datant
de 1565 dont le bassin est formé par un sarcophage romain
à inscription: voilà les curiosités historiques de l'endroit.

Au nord de l'Hôtel de Ville, à gauche, la route mène
à Mödling; par celle de droite, on retournerait à Baden.
Préférant le retour par le chemin de fer, nous nous rendons
à la gare de Gumpoldskirchen et, en, huit minutes, par le
tunnel qui a été le premier construit en Autriche et que
le peuple à appelé «tunnel aux baisers», le train nous
ramène dans notre ville.

Si nous prenions la route de Mödling, nous recontre-
rions le restaurant du **Richardshof** (jolie vue, but
d'excursion favori) et les fours à chaux du Baythal. La
ville de **Mödling** elle-même (station du chemin de fer du
Sud) et ses charmants environs valent bien la visite de
l'étranger. Pour plus amples renseignements, voir la mono-
graphie intitulée: «Mödling et son district», éditée par la
Société des Amis de la Nature à Mödling.

BADEN, STATION D'HIVER.

Principiis obsta; sero medicina paratur,
Cum mala per longas convaluere moras.
                                        (Ovide.)

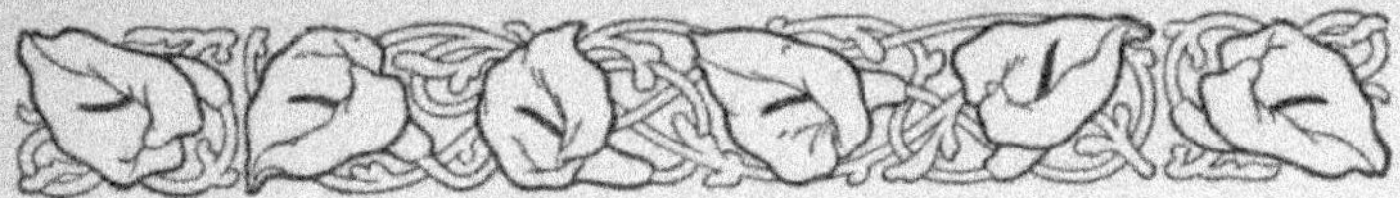

Baden, station d'hiver.

Il y eut un temps où les idées sur la nature et les causes des maladies étaient fort embrouillées et où l'on voulait faire remonter toute indisposition, légère ou grave, au soi-disant refroidissement. La plupart des ces idées ont été abandonnées aujourd'hui, mais on n'en a pas su triompher entièrement, et maint préjugé fâcheux a pu subsister jusqu'à nos jours dans le traitement des maladies les plus diverses.

La maxime thérapeutique qui faisait jadis entourer le malade enfiévré de couvertures, coussins, draps chauds, bassinoires et autres instruments de torture, sous prétexte de le protéger contre le «refroidissement» — cette même idée, cette opinion de chaire plutôt, ce dogme fit croire tout récemment encore que les cures de bain et d'ingestion n'étaient que pour la «belle saison», — cette même erreur scientifique frappait de son anathème les rhumatisants, les arthritiques, les névrosés en leur interdisant l'usage des bains en hiver.

Une plus exacte connaissance des maladies et de leur processus dans les organismes atteints nous a fait comprendre depuis que, malgré la diversité des dispositions individuelles et des causes accidentelles, ce sont toujours et essentiellement les anomalies de nutrition contre lesquelles il faut lutter. Et leur rectification est aussi indépendente de la saison et du temps que leur origine l'a été.

Qui aurait songé, il y a vingt ans, à traiter la phtisie dans des corridors ouverts, où le malade est exposé au plein air, et cela dans toutes les saisons ? Qui aurait espéré pouvoir guérir ainsi les tuberculeux, et les guérir pour jamais, comme cela s'est vu dans l'établissement d'Alland près de Baden ?

Plus que jamais est vrai le vers latin: «Tempora mutantur et nos mutamur in illis».

La saison officielle de Baden est du 1 mai au 15 octobre. Mais l'instinct de conservation et le désir de guérison sont plus puissants chez l'homme que l'observance des réglementations et des périodes officielles. Aussi la ville de Baden voit-elle depuis quelque temps se rassembler dans ses bains, ses hôtels et ses pensions un certain nombre de malades au coeur même de l'hiver. Bravement on se baigne, on se fait doucher, frotter, masser, «zandériser», et, en récompense de son audace, le baigneur d'hiver rapporte chez lui une force de résistance nouvelle et une nouvelle joie de vivre.

Celui qui a été charmé par la vie délicieuse que l'on mène ici dans la saison d'été, celui qui a joui de la beauté de notre automne, quand les bois et les prés se parent de couleurs nouvelles, — celui-là se plaira aussi dans le confort et la douce tranquillité de l'existence d'hiver à Baden, où pour lui restent ouverts un grand bain thermal et un établissement de santé renommé. De nombreuses demeures privées, les hôtels de tout rang et deux grandes pensions sont très bien organisés pour un séjour d'hiver. Les personnes qui marchent difficilement, se logeront au «Herzogshof» ou à l'Hôtel Sukfüll («à l'Arbre Vert») parce que ces deux établissements sont en communication, par des corridors fermés et chauffés, avec l'Antonsbad.

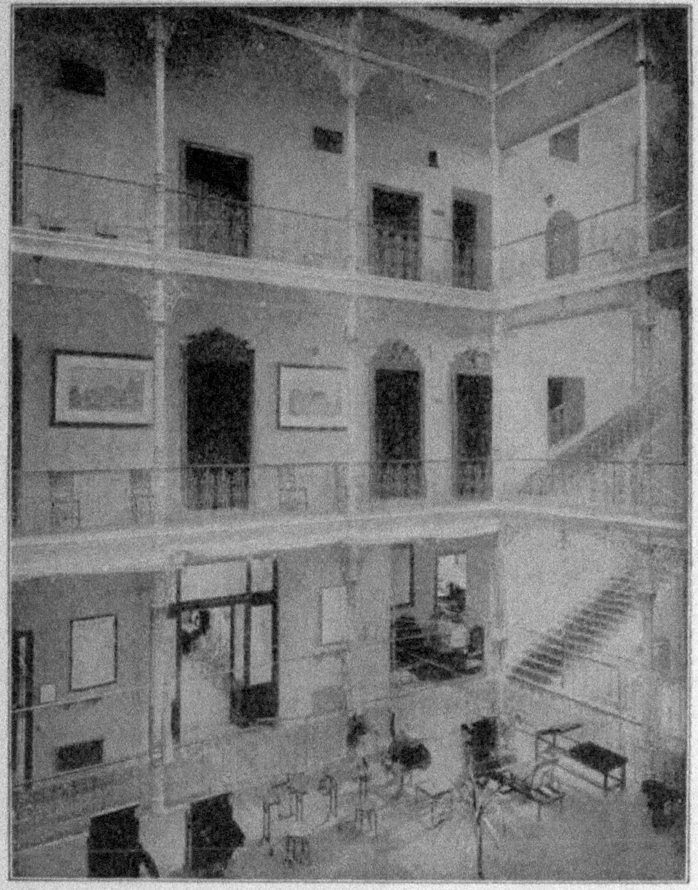

Salle Zander de l'Etablissement Gutenbrunn.

Le Curanstalt de Gutenbrunn offre également de nombreux appartements meublés avec tout le confort moderne, ainsi que toutes les installations nécessaires aux traitements médicaux, à l'usage des hôtes d'hiver.

La renommée de Baden comme station d'hiver s'appuie naturellement aussi sur l'excellence de ses médecins, qui comptent parmi les représentants les plus distingués de la thérapeutique moderne.

Parmi les établissements de bienfaisance, c'est le Kaiserin-Elisabeth-Beamten-Curhaus qui a commencé à s'ouvrir toute l'année aux malades. Son exemple ne manquera pas d'être bientôt suivi par les établissements de l'Etat, ce qui donnera certainement une nouvelle impulsion à l'activité de la période hivernale. Certes, cette idée parviendra à triompher, que l'humanité comme l'intérêt public exigent un traitement constant, hivernal comme estival, de ceux que la maladie ou de graves blessures interrompent dans leur service, quelle que soit du reste leur position sociale.

Lors de l'époque des diligences et des chaises de poste, dans les temps où les chemins de fer étaient jeunes encore et avaient tous les défauts de leur âge, de graves difficultés devaient naturellement s'opposer au transport des malades en hiver. Il était donc inévitable qu'on les laissât languir pendant les longs et tristes mois de la mauvaise saison, tous ceux qui souffraient de la goutte, de rhumatismes, d'exsudations, de scrofules; — ils auraient bien eu besoin du bain thermal, ceux aussi qui se ressentaient des suites de l'influenza et du typhus, et les convalescentes de la fièvre puerpérale, et les blessés dont les membres s'étaient raidis dans l'appareil plâtré — mais on n'aurait su les transporter aux eaux avec les moyens de communication d'alors.

L'état des choses a complètement changé depuis.

Les chemins de fer se sont perfectionnés, les lignes sont devenues plus nombreuses; et Baden près Vienne est si bien au centre du réseau des voies ferrées, que de toutes parts on l'atteint facilement maintenant. — D'ailleurs, la technique du transport des malades a été porté à un très haut degré de perfection, surtout en Autriche. Et si la fréqentation hivernale va croissant, la Commission des Bains peut se flatter de l'avoir encouragée par les soins spéciaux qu'elle donne à ses hôtes d'hiver.

Quant aux plaisirs que notre ville offre pendant la saison non-officielle, ils sont assez variés. C'est d'abord le théâtre qui donne une représentation chaque soir et dont le répertoire embrasse la comédie, l'opérette et le vaudeville; puis ce sont les ressources du club, les concerts, les bals, les conférences d'auteurs et les soirées d'artistes en tournée, le patinage, les promenades en traîneau etc. Le terrain de Baden se prête excellemment aux exercices du patin norwégien; aussi ce sport nouveau est-il beaucoup pratiqué sur les pentes du Hühnerberg et de l'Anninger. Et quiconque trouverait modestes ces divertissements, ne doit pas oublier les inépuisables ressources de la capitale voisine qui sont toutes à sa portée.

En somme, on ne saurait guère trouver une ville d'eaux du rang de Baden qui eût, comme elle, une prédestination naturelle pour le séjour et les cures d'hiver.

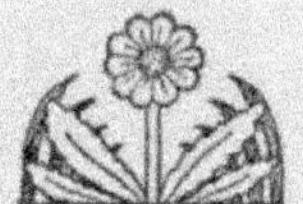

TABLE DES MATIÈRES.

9 782329 261805